含章·健康中国系列

李瑞芬谈
婴幼儿营养

李瑞芬 / 著

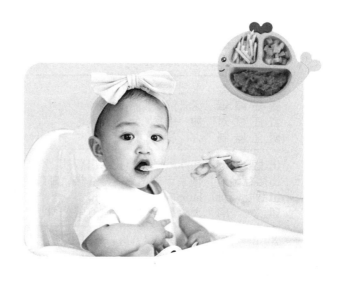

江苏凤凰科学技术出版社 · 南京

图书在版编目（CIP）数据

李瑞芬谈婴幼儿营养 / 李瑞芬著 . — 南京 : 江苏
凤凰科学技术出版社 , 2019.3（2023.12 重印）
（含章 . 健康中国系列）
ISBN 978-7-5537-9865-3

Ⅰ.①李… Ⅱ.①李… Ⅲ.①婴幼儿 – 营养卫生
Ⅳ.① R153.2

中国版本图书馆 CIP 数据核字 (2018) 第 275754 号

含章 · 健康中国系列
李瑞芬谈婴幼儿营养

著　　　者　李瑞芬
责 任 编 辑　汤景清　倪　敏
责 任 校 对　仲　敏
责 任 监 制　方　晨

出 版 发 行　江苏凤凰科学技术出版社
出版社地址　南京市湖南路 1 号 A 楼，邮编：210009
出版社网址　http://www.pspress.cn
印　　　刷　天津丰富彩艺印刷有限公司

开　　　本　718mm×1 000mm　1/16
印　　　张　12
字　　　数　190 000
版　　　次　2019 年 3 月第 1 版
印　　　次　2023 年 12 月第 2 次印刷

标 准 书 号　ISBN 978-7-5537-9865-3
定　　　价　38.00 元

前言

要儿长得壮，母乳来喂养；

按月加辅食，品种要多样；

吃饭不挑食，定时又定量；

营养求全面，身体保健康。

想有一个健康活泼的宝宝，就要遵循"生命——喂养——健康"这样一个最基本的公式。为了使我们"龙的传人"更加茁壮成长，愿年轻的父母们都成为营养学家、美食家、烹饪大师，**成为称职的爸爸和妈妈。**

记得有位营养学家这样说过：民族的命运是由他们吃什么和怎样吃来决定的。此话尽管有点绝对，但从中可以看出营养是多么重要。由此我们应该重新看待吃的问题，而不能简单地将其看成是填饱肚子的事。

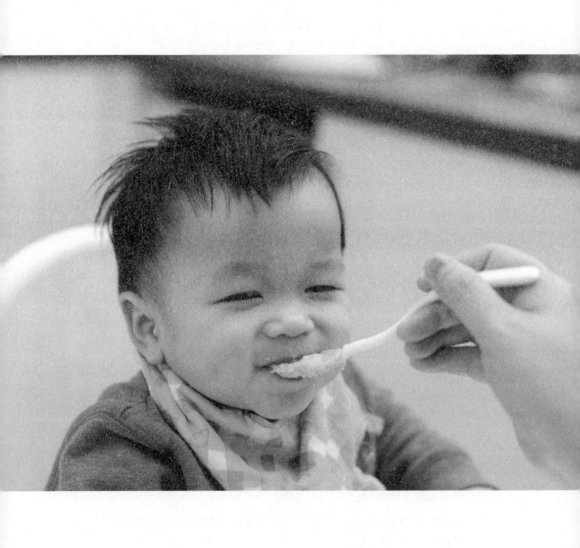

目录
Contents

Chapter 1
新手爸妈，
需要懂一点营养知识

　　婴幼儿时期是人一生中生长发育最快的阶段。年龄越小，生长越快，这是婴幼儿生长发育的主要特点。

　　婴幼儿生长不可缺少的因素，除阳光、空气外，全靠水和食物。其中包括含蛋白质的食物、含脂肪的食物、含糖的食物、含无机盐和微量元素的食物、含维生素的食物等。各种食物中含营养素的品种和数量各不相同。

蛋白质是宝宝的 "生命之花"

蛋白质是组成机体细胞的主要成分，婴幼儿必须从食物中获取足量的蛋白质，以满足其生长发育的需要。婴幼儿每千克体重每日需 2～4 克蛋白质。

人体除尿和胆汁不含蛋白质外，其他器官和组织都含有一定比例的蛋白质。一旦蛋白质供给失常，或体内蛋白质的新陈代谢发生紊乱，就会给健康和生长发育带来严重影响。

食物中的蛋白质在消化道中经过胃和胰液中蛋白酶的作用，分解成氨基酸后被人体吸收。机体利用吸收的氨基酸，合成体内的蛋白质。其中一部分构成肌肉、细胞、皮肤、骨骼、毛发、指甲等器官组织；另一部分组成免疫蛋白、血清蛋白、激素、酶等，在身体内起着增强免疫力的作用，还可以维持身体渗透压和酸碱的平衡，调节身体生长发育、新陈代谢等重要的生理活动。

在各种食物中，不仅蛋白质的含量各不相同，蛋白质的质量差异也很大。其中以母乳蛋白质的质量最好，能被婴儿完全利用。在营养学界，蛋白质被人体利用的程度被称为生理价值。我们将母乳蛋白质的生理价值定为 100。婴幼儿常用的其他食物的蛋白质生理价值可以参看表 1-1。

由于婴幼儿食量小，消化功能较差，因此，喂养时要尽量选用质量较好的蛋白质。当食物蛋白质的生理价值较差时，就要适当增加数量。

蛋白质是由多种氨基酸组成的，其营养价值要根据所含氨基酸的种类及比例是否符合人体需要而定。婴幼儿在生长发育时期,需要 8 种氨基酸,与成人相比,多了一种必需的氨基酸——组氨酸。这些氨基酸在体内不能合成,必须从食物中供给。这几种氨基酸的供给又必须按一定比例才能充分发挥其生理功能。在现实生活中,任何一种食物蛋白质的氨基酸组成都不可能完全达到最佳比例。但是几种食物混合食用时,各种食物蛋白质的氨基酸可以在身体内互相补足,使其比例接近婴幼儿所需。因此,蛋白质发生互补作用的条件是:(1)食物品种多样化。(2)食物种类要广泛。如米、豆、畜、禽、鱼、虾、奶等属于不同的种类,应该搭配着吃。(3)同时食用。

我国自古就有吃杂食的传统,如二米(大米、小米)饭、芸豆高粱米饭、杂合面(玉米面加豆粉)、腊八粥(含大米、小米、高粱米、麦、大

表 1-1　婴幼儿常用食物蛋白质的生理价值

食物	生理价值	食物	生理价值	食物	生理价值
鸡蛋黄	96	猪瘦肉	74	红薯	72
整鸡蛋	94	鲑鱼	72	豆腐	65
牛奶	85	牛瘦肉	69	小米	57
肝、肾	77	大米	77	面粉	52

表 1-2　婴幼儿常用食物的蛋白质含量表(克/100 克)

食物	蛋白质含量	食物	蛋白质含量	食物	蛋白质含量
鱼松	59.9	猪肉松	23.4	赤小豆	20.2
猪肝	19.3	鸡肉	19.3	牛瘦肉	20.2
虾	17.3	猪瘦肉	20.3	羊瘦肉	20.5
鲤鱼	17.6	豆腐	8.1	平鱼	18.5
鸡蛋	13.3	标准粉	11.2	小米	9.0
富强粉	10.3	玉米面	8.0	人乳	1.3
牛奶	3.0	豆浆	1.8	大米	7.4

豆、小豆、枣等多种食物）等，都具有蛋白质互补的优点。在喂养婴幼儿时，父母要培养其各种食物都吃的良好习惯，克服食物结构单调和偏食的缺点。

如果食物配比不适合机体需要，个别氨基酸摄入过少，在合成蛋白质时，这些氨基酸用尽后，其他多余的氨基酸只能经过代谢而排出体外。这是偏食婴幼儿体内缺少蛋白质的原因所在。

宝宝的身体
不可缺脂肪

人体的脂肪由食物中的脂肪供给，或者由摄入的碳水化合物和蛋白质合成。脂肪约占婴儿体重的1/8。脂肪的功能是供给热量及脂溶性维生素，减少体热散失，保护脏器和维持正常的生理功能。

部分脂肪（主要是不饱和脂肪酸）、胆固醇、磷脂、糖脂是大脑和细胞构成的重要成分，被称为结构脂肪。大脑中除了水分外，其他约一半的干物质都是由这些结构脂肪组成的。所以，婴幼儿食物中要有充足的脂肪，才能保证其大脑的发育。

脂肪的主要功能是供给热量。婴幼儿缺乏对脂肪的耐受性差，一旦缺乏，则会影响脂溶性维生素 A、维生素 D、维生素 K、维生素 E 的吸收。

人体可用蛋白质和糖转变为饱和脂肪酸，称为非必需脂肪酸。体内不能合成的不饱和脂肪酸有 3 种，即亚油酸、亚麻酸、花生四烯酸，合称为必需脂肪酸。它们是组成细胞、促进生长发育、维持皮肤和毛细血管健康的重要物质。婴幼儿如果缺少这些物质，就会使体内的细胞结构发生紊乱，产生皮肤病变、湿疹和皮炎。婴幼儿每日每千克体重约需脂肪 4 克，占总热量的 35% ~ 40%。

初生婴儿的脂肪与成年人不同，不饱和脂肪酸含量少。经母乳喂哺一年后，其脂肪组成与成年人相仿。

表1-3　婴幼儿常用食物中脂肪的含量（克/100克）

食物	脂肪含量	食物	脂肪含量	食物	脂肪含量
植物油	100	黄油	98.0	猪肥肉	88.6
芝麻酱	52.7	猪瘦肉	6.2	巧克力	40.1
带鱼	4.9	鸡蛋	8.8	人乳	3.4
羊瘦肉	3.9	奶油	97.0	牛瘦肉	2.3
鲤鱼	4.1	猪肝	3.5	牛奶	3.2

碳水化合物
为生命提供热量

碳水化合物是婴幼儿身体热量的主要来源。它可以在体内转化为脂肪，也可以转化为部分氨基酸，但不能转化为必需氨基酸和必需脂肪酸。体内脂肪代谢时必须有碳水化合物参与，才能充分氧化，否则容易引起酮中毒。

碳水化合物中的膳食纤维和果胶属于多糖类，在体内不能被消化吸收，但婴幼儿不能缺少，一旦缺乏就容易发生便秘。水果、蔬菜中膳食纤维的含量较多。碳水化合物中的单糖被身体吸收后，经肝脏到血液循环，输送到各组织细胞进行代谢。有少量葡萄糖在肝脏和肌肉内转化为肝糖原和肌糖原，供身体需要时使用。婴幼儿储存的肝糖原比较少，所以必须及时喂奶，并多餐进食。

新生儿除淀粉外，对其他糖类都能消化，尤其对乳糖容易吸收。婴儿长到 4 个月左右时，才能较好地消化淀粉食物。婴儿每千克体重每日约需碳水化合物 12 克，占总热量的 50% 左右。

碳水化合物在体内代谢后产生热量、二氧化碳和水。热量供身体使用，二氧化碳随肺呼出体外，水随尿液排出体外。

食物中含碳水化合物最多的是粮食和糖。乳类食物、根茎类蔬菜中碳水化合物的含量也不少。

表1-4　食物中碳水化合物的含量（克/100克）

食物	含量	食物	含量	食物	含量
白糖	99.9	红糖	96.6	藕粉	93.0
蜂蜜	75.6	大米	77.9	富强粉	75.2
人乳	7.4	小米	75.1	香蕉	22.0
鲜枣	30.5	橘汁	29.6	葡萄	10.3
绿豆	62.0	赤小豆	63.4	巧克力	53.4
柿子	18.5	土豆	17.2	鲜荔枝	16.6
苹果	13.5	橘子	11.5	鸭梨	11.1
哈密瓜	7.9	西瓜	5.8	牛奶	3.4

热量是生命的动力

婴幼儿为了维持生命，促进生长发育，必须每天从食物中摄取足够的热量。热量主要来源于食物中的蛋白质、脂肪和碳水化合物。

热量的单位用"千焦"表示。食物经氧化后，可产生一定的热量。经测热器测定，每克蛋白质产生热量 17 千焦，每克脂肪产生 39 千焦，每克碳水化合物产生 18 千焦。但在消化过程中，热量稍有损失，因此，这 3 种营养素实际的产热分别为 17 千焦、38 千焦和 17 千焦。

婴幼儿所需热量与生长的速度成正比。如果食物所供给的热量不能满足需要，就会使生长发育迟缓或停顿。这项热量需要是不能用测热器测定的，因为饮食的一部分热量存储于体内，供身体生长发育，并不燃烧和消耗。

1 岁以内婴儿的体重增加最快，按每千克体重每日所需热量，初生儿第一周时约需 251 千焦，第 2、3 周时约需 419 千焦，第 2 至第 6 个月时需 460 ~ 502 千焦。1 岁以内的婴儿，以每千克体重每日需 460 千焦热量计算，以后每 3 岁减去 42 千焦，至 15 岁时约为 251 千焦。

表1-5　食物中产生的热量（千焦 /100 克）

食物	热量	食物	热量	食物	热量
植物油	3867	动物油	3495	黄油	3717
芝麻酱	2637	肥猪肉	2428	白糖	1674
小米	1511	绿豆	1377	富强粉	1469
豆腐	343	大米	1452	玉米面	1478
瘦猪肉	599	赤小豆	1356	蜂蜜	1344
肥羊肉	1285	瘦羊肉	494	肥牛肉	720
猪肝	540	带鱼	531	瘦牛肉	444
鸡蛋	603	鲤鱼	456	鸡肉	699
虾	339	香蕉	389	土豆	322
胡萝卜	163	豆浆	67	橘子	213
苹果	226	人乳	272	牛奶	226

膳食中三大营养素
比例应适当

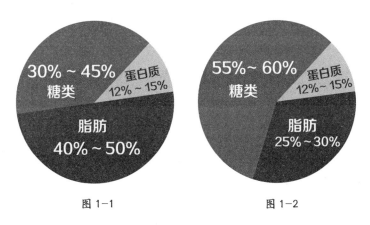

图 1-1

图 1-2

图 1-1　从出生到 1 岁，三大营养素在婴幼儿膳食中所占的比例

图 1-2　1 ~ 3 岁时，三大营养素在婴幼儿膳食中所占比例

上述图 1-1、图 1-2 中的数值是根据正常婴幼儿所需热量的平均数计算得来。月龄相仿、体重不同的健康婴幼儿，其所需热量也可能相差很多。

三大营养素的比例，与婴幼儿的生长发育密切相关。0 ~ 1 岁婴幼儿喂母乳或牛奶，碳水化合物以乳糖为主。这个阶段是婴幼儿大脑细胞发育的高峰时期，大脑中除水分外，其余一半物质由胆固醇、磷脂、糖脂等构成。因此婴幼儿食物中要有充足的脂肪，且脂肪比例应占总热量的 40% ~ 50%。

2 ~ 3 岁的婴幼儿应以粮食中的淀粉为主要糖类，应占总热量的 55% ~ 60%。

断奶后的婴幼儿，如有偏食、挑食等不良习惯，如只吃鸡、鸭、鱼、肉，不吃米、面类等，就会导致淀粉摄入量过少，总热量不足。

三大营养素在体内的氧化分解，以碳水化合物为主。当碳水化合物供热不足时，就会动用体内储存的脂肪和蛋白质来供热，常常导致体重减轻、消瘦，严重时还会发生浮肿。如长期热量供给不足，蛋白质食物作为热量被消耗，就会影响蛋白质补充机体组织的新陈代谢作用，婴幼儿会因生长缓慢而出现消瘦现象。反之，如果婴幼儿热量过多，就会造成脂肪细胞增多，因营养过剩而出现肥胖现象。

合理的膳食结构应该是主食与副食同时食用，这样才能充分发挥蛋白质的作用。如两者供给的时间相距在4小时以上，则蛋白质的利用率也会降低。因此，婴幼儿半岁以后，就应逐渐采用混合食物的平衡膳食喂养方法。

水的重要性
仅次于空气

水的重要性仅次于空气。它是细胞的主要组成部分，是一切化学反应的媒介。它不但能运输养分、酶、激素、维生素，还能排泄代谢物和毒物，维持渗透压，调节体温。

新生儿所含的液体量是体重的 77%，年龄越小，水分代谢越快，需求量也越大。此外，外界气温和婴幼儿的活动量也影响着水的需求量。在气温高、活动量大时，对水的需求量就大。有些营养成分会影响水的代谢，如盐和蛋白质越多，需水量就越大；糖能储存水分；婴幼儿多吃淀粉，会引起一时性的体重增加。水少时会口渴，尿少，酸性代谢物堆积；水多时会产生肺水肿，循环血液增加。脂肪有助于细胞与水的结合，不容易储存水分。

0～1 岁婴幼儿每日每千克体重需水 110～155 毫升。2～3 岁婴幼儿每日每千克体重需水 100～150 毫升。

水是人体内一切细胞的组成成分，但在不同组织中的含量不同。血液中水的含量最多，高达 97% 以上；肌肉中含 72%；脂肪中含 20%～35%；骨骼中含 25%；牙齿中最少，约含 10%。婴幼儿每日可从饮料、牛奶及其他食物中摄取足够的水分。体内新陈代谢也会产生一些水。婴幼儿每天排出水的量大致与摄入水的量相等。其中 30%～35% 由肾脏排出，其余通过大便、呼吸、出汗等排出体外，另外仅有 1%～2% 储存在体内。正常情况下，身体细胞内所含的水分是固定的。如果细胞水分太多，就会形成身体的水肿，增加肾脏负担，严重时还会发生水中毒和循环衰竭。相反，如果细胞中水分太少，细胞就会缩小，从而出现脱水和酸中毒现象。

表 1-6　婴幼儿每日需水量

年龄	毫升 / 千克体重 / 日
新生儿24 小时	20
新生儿1～3天	20～40
新生儿4～7天	60～100
新生儿第2周	120～150
1～6个月	135～150
7～12个月	125～135
1～3岁	125

表 1-7　水的功用，水过多与水缺乏

水的功用	水过多	水缺乏
各种物质的吸收、运输及排泄的携带体 调节体温 构成全身的组织 促进各系统新陈代谢的化学反应 协助维持体液的正常渗透压	增加肾脏负担 水中毒 循环衰竭	酸中毒 脱水

图 1-3　常用食物的含水百分比

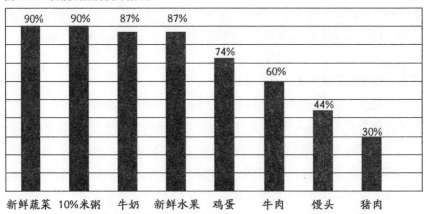

功能神奇的矿物质
和微量元素

矿物质在婴幼儿体内不到体重的 4%，钙、镁、钾、钠、磷、氯、硫等含量较多。另一部分元素在体内的含量极少（约占体重的万分之一以下），被称为微量元素，主要有铁、碘、锌、锰、铜、钴、硒、钒、钼、硅等。

婴幼儿时期，最容易缺乏的矿物质是钙和铁，因此必须注意及时补充。在正常情况下，钠、钾、氯等矿物质不会缺乏，但婴幼儿发生腹泻或呕吐时，容易大量损失钠和氯，可能导致酸中毒或碱中毒。因此，在消化不良并发脱水等症状时，必须适量补充钠、钾等元素。

❧ 钙

钙是人体内含量最多的矿物质，新生儿体内有 25 ~ 30 克钙。

钙是构成骨骼、牙齿的主要成分。膳食中的钙主要在小肠上段和中段被吸收，在维生素 D 的作用下，有 99% 沉着于骨质中，可以促进骨骼和牙齿的生长。1% 的钙存在于血液和软组织中，以维持神经、肌肉、心脏的功能。

婴幼儿缺钙，容易引发佝偻病，表现为：方颅、前额突出、长骨弯曲、肋骨串珠且外翻、鸡胸、乳牙不齐、蛙形腹、手足抽搐、烦躁不安、睡眠不宁、夜啼、多汗枕秃等。骨骼钙化不足，则容易发软变形。

对钙的吸收受到许多因素的制约，因此身体常常难以获得充足的钙。膳食中的钙只有 20% ~ 30% 可被吸收，婴幼儿会吸收得多一些。未被吸收的钙会经过粪便排出体外。

有利于钙吸收的因素：

（1）维生素 D：能促进钙的吸收。

（2）维生素 C：食物中含有充足的维生素 C，可以增加钙的吸收率。

（3）乳糖：小肠中形成的可以溶解的乳糖和钙的复合体，有利于钙通过肠壁。牛奶中乳糖含量高，所以牛奶中的钙比较容易被身体吸收。

（4）蛋白质：充足的蛋白质有利于钙的吸收。

（5）钙磷比例：婴幼儿体内最佳的钙磷比例是 1.3：1。如果磷多了，则生成不能吸收的正磷酸钙，影响钙的吸收。人乳的钙磷比例为 2：1，吸收率高；牛奶的钙磷比例为 4：3，吸收率低；故人乳比牛奶更适合宝宝的需要。

妨碍钙吸收的因素：

（1）维生素 D 缺乏：会影响钙的吸收。

（2）草酸：草酸是一种有机酸，在消化道中，草酸与钙结合成不溶性化合物——草酸钙，使钙无法被人体吸收。在食物中，菠菜、苋菜、冬笋中草酸的含量较高。

（3）植酸：植酸是另一种有机酸，存在于谷物的外壳中，它与钙结合成不溶性植酸盐，会降低钙的吸收率。

（4）脂肪酸：脂肪酸和钙形成不溶性钙皂，会影响钙的吸收。

（5）膳食纤维：过多的膳食纤维使食物通过肠道的速度加快，使钙的

问：云南有个读者来信说：我家女儿 4 岁，晚上睡觉时总是出虚汗，出得特别厉害，枕头全湿了。这是不是孩子免疫力差造成的？怎么调节一下才好？

答：这种症状实际上是盗汗，常常是维生素 D 缺乏造成的。缺乏维生素 D，除夜间多汗外，还伴有烦躁、睡眠不宁、易惊醒、枕秃、鸡胸等症状。如果有上述症状，可在医生的指导下适量补充维生素 D 及钙剂。平时应该多带孩子晒太阳，饮食也应注意多吃富含钙质的食物，如牛奶、豆制品、鱼、虾皮等。

表 1-8 常见食物中的钙含量（毫克 /100 克）

食物名称	含钙量	食物名称	含钙量
人乳	30	大豆	191
牛奶	104	豆腐丝	204
奶酪	799	豆腐	116（嫩）138（老）
干酪	720	青豆	200
蛋黄	112	黑豆	224
标准粉	31	豇豆	27
大米	13	豌豆	97
虾皮	991	白芸豆	88
猪瘦肉	6	蚕豆	31
牛瘦肉	9	西瓜子（炒）	28
羊瘦肉	9	南瓜子（炒）	37
鸡肉（带皮）	9	榛子仁（炒）	815
海带（干）	348	核桃仁	57
发菜	1048	橄榄	49
银耳	36	荸荠粉	166

表 1-9　常见食物中钙和草酸含量（毫克 /100 克）

食物名称	含钙量	含草酸量
标准粉	31	1.7
猪肝	6	0.88
巧克力	111	450（按可可所含草酸量）
草莓	18	6
橘子	35	12
西红柿	10	5
豆角	29	30
圆白菜	49	22
小白菜	90	133
马铃薯粉	171	99
芹菜	48	231
绿豆芽	9	19
芋头	36	63
大白菜	50	60
蒜苗	29	151
小白萝卜	36	27
豌豆（莲荚）	21	142
韭菜	42	162
菠菜	66	606
苋菜	187	1142
葱	72	115
蒜	24	42

吸收率降低。

（6）过多的蛋白质：食物中蛋白质含量越高，尿液中排泄的钙就越多。所以蛋白质含量高，会造成机体钙的含量降低，也必然会造成钙的负平衡。

磷

磷占身体比重的 1%，常与钙结成"搭档"。体内 80% 的磷与钙结合成磷酸钙，存在于骨骼中，作为构成骨骼和牙齿的重要元素。除此之外，磷还是一切活性细胞的组成部分（比如细胞膜中的磷脂），参与细胞的各种活动，在能量和物质代谢中起着重要的作用。磷的另一种作用是帮助营养素的吸收和转运。比如脂肪不溶于水，但当它与磷酸盐结合成磷脂后，就可以溶解于水中。因此，脂肪是以磷脂的方式由血液输送的。

磷先在小肠上段被吸收，然后被各组织利用。多余的磷主要通过尿液排出，少量通过粪便排出。

维生素 D 能促进磷的吸收。

如果磷缺乏，不仅会导致骨龄发育不正常，引发骨折、软骨病，还可能使人食欲不振。

谷类、奶、鱼、肉、蛋黄、牛肝、海参、虾皮、花生、豆类等食物和酵母中都富含磷。

铁

铁在人体内含量极少，但分布广泛，所起的作用亦非常重要。体内约有 57% 的铁与蛋白质结合成血红蛋白，16% 在组织内，15% 储存在肝、脾、骨髓中。1 岁前的婴儿每日需要的铁量约 10 毫克，1 岁后的需求量约 12 毫克。新生儿体内储存的铁量约 250 毫克，足够在出生后 3 ~ 4 个月之内使用。铁的功能主要是完成氧的转运、交换和组织的呼吸过程。

婴幼儿缺铁，会引起缺铁性贫血，表现为以下症状：面色苍白、食欲不振、消化不良，肝、脾轻度肿大、免疫功能下降、心悸头晕、指甲脆、薄、翻甲，精神不集中、烦躁不安、虚胖。缺铁性贫血是婴幼儿的常见病之一。

人体中的铁主要来源于衰老红细胞的破坏和含铁组织代谢所释放铁的再利

表1-10 常见食物中铁的含量（毫克/100克）

食物名称	含铁量	食物名称	含铁量	食物名称	含铁量
糯米	6.7	猪瘦肉	2.4	芹菜（茎）	8.5
带鱼	1.1	猪舌	2.4	小油菜	7.0
桂圆	44.0	猪肾	7.1	荠菜	6.3
高粱	5.0	猪肝	25.0	塌菜	4.4
小米	4.7	猪血	15.0	油菜	3.4
玉米	1.6	牛瘦肉	3.2	金花菜	4.8
大豆	11.0	牛肝	9.0	萝卜缨	5.1
黑豆	10.5	牛肾	11.4	小红萝卜	0.7
红豆	7.6	羊肝	6.6	菠菜	2.5
蚕豆	7.0	羊肾	11.7	雪里蕻	3.4
赤小豆	5.2	鸡胸肉	1.6	樱桃	5.9
绿豆	3.2	鸡肝	8.2	黑枣	4.3
豌豆	5.7	鸡胗	6.6	干红枣	1.6
豆腐干	7.9	鸡心	5.3	葡萄干	3.8
毛豆	6.4	鸡蛋	2.7	桃干	7.6
油豆腐	9.4	蛋黄	7.0	杏干	5.4
酱豆腐	12.0	虾子	69.8	松子	6.6
芝麻酱	58.0	淡菜	24.5	核桃	仁3.5
黑木耳	185.0	海带	150.0	西瓜子（炒）	8.3
银耳	30.4	海蜇	9.5	杏仁	3.9

用。食物中的铁经过胃酸作用释放出铁离子，然后与肠道内容物中的某些氨基酸结合，在十二指肠和小肠上段被吸收。铁的吸收受到小肠黏膜细胞的调节，吸收后形成的蛋白保存在黏膜细胞中，需要时被释放出来，之后随血液循环运送到需要铁的组织中。当铁蛋白量逐渐达到饱和时，机体对铁的吸收量逐渐减少。人体通过消化道、尿、皮肤黏膜细胞脱落，每日排泄铁1毫克。

膳食中铁的吸收率为10%～20%。动物性食物中铁的吸收率较高，如鱼的吸收率为11%，动物肌肉、肝为22%；植物性食物铁的吸收率较低，如大米的吸收率为1%，玉米为3%，小麦为5%，蔬菜为4%，大豆为7%。

铁的吸收也受到很多因素的影响。

有利于铁吸收的因素：

（1）胃酸和维生素C对铁的吸收有利。

（2）在酸性环境中，铁可以在胃中形成一种复合物，并在肠内维持可溶状态，有利于铁的吸收。

（3）食物中的有机酸、蛋白质、果糖都能促进铁的吸收。

（4）食物中的铜可促进铁的吸收和利用。

不利于铁吸收的因素：

（1）膳食中磷过高、钙过低，都不利于铁的吸收利用。

（2）缺乏维生素A和维生素C，会妨碍铁的吸收和利用。

（3）服用碱性药物，会影响铁的吸收和利用。

（4）茶叶里含鞣酸，能与铁结合，生成不溶性鞣酸铁，妨碍铁的吸收。

锌

锌在人体中的含量仅为2～3克，不足人体重量的万分之一。但对生命而言，却是十分重要的角色。在人的一生中，凡是最需要锌的时期，往往是身体生长发育最快的时期，如胚胎期、新生儿期、婴幼儿期等。婴儿每日需锌3～5毫克，1～10岁需10毫克。

锌的功能：

（1）维持维生素A的水平。

（2）保护细胞分裂。

（3）加速发育、改善味觉、促进食欲、增强抵抗力、促进智力、参与酶

表 1-11　常见食物中锌的含量（毫克 /100 克）

食物	含量	食物	含量	食物	含量
大米	1.70	糕干粉（不加奶）	1.56	小黄鱼	0.94
江米	1.54	猪瘦肉	2.99	带鱼	0.70
猪心	1.90	全脂牛奶粉	3.14	牛奶	0.42
标准粉	1.64	猪腰	2.56	墨鱼	1.34
富强粉	0.97	猪肝	5.78	海虾	1.44
玉米	0.90	鸡蛋（红皮）	1.01	河虾	2.24
小米	1.87	江蟹	3.68	松蘑	6.22
高粱米	1.64	鱼松	4.28	鳗鱼	0.80
燕麦	2.59	鸡蛋（白皮）	1.00	虾皮	1.93
方便面	1.06	蛋黄	3.79	紫菜	2.47
黄豆	3.34	蛋白	0.02	芝麻	6.13
绿豆	2.18	圆白菜	0.25	花生	1.79
红小豆	2.20	菜花	0.38	胡萝卜	0.23
蚕豆	3.42	水萝卜	0.49	熏干	1.80
青豆	3.18	土豆	0.37	人乳	0.28

的合成等。人体缺锌会导致生长发育迟缓、味觉改变、异食癖等多方面的异常改变。

锌的吸收受肠道黏膜细胞含锌量的控制。摄入锌 5 分钟后，锌开始被人体吸收，它随血液流入肝、胰、肾、脑垂体，然后进入红细胞和骨骼。4 小时后，血液中锌的浓度达到最高峰。

人体的一切器官都含锌，尤以皮肤、骨骼、内脏、前列腺、生殖腺等含锌量较为丰富。锌主要存在于骨骼、皮肤和头发中，血液里的锌有 75% ~ 85% 分布在红细胞中，而血浆中的锌往往与蛋白质相结合。头发中的含锌量一般被当作反映膳食中锌的长期供给量的重要指标。锌主要经肠道排出，少量随尿液排出。

影响锌吸收的因素有铜、植酸、蛋白质、植物纤维等。

碘

碘是合成人体甲状腺激素的基本元素。食物中的碘在消化道中变成碘盐后，才能被小肠吸收。碘进入血液后，大部分会进入甲状腺。多余的碘可以回到血液，主要经过肾脏后随尿液排出。

人体缺乏碘元素，会出现单纯性甲状腺肿大，并导致生长发育缓慢。但是碘摄入过量，也会抑制甲状腺对碘的利用。

海带、紫菜、发菜、海鱼、海盐等食物中富含碘。

生命活动的调节剂
——维生素

维生素是婴幼儿生长发育过程中不可缺少的一类化合物，它存在于天然食物中。人体只需极少量维生素即可满足正常的生理需要。

维生素有一个特点，即它们中的大部分在体内不能合成，所以需要从外界（特别是食物中）补充。当人体内某种维生素长期缺乏时，会引起代谢紊乱，出现各种症状。但维生素也不是吃得越多越好，如果过量补充，会发生急、慢性中毒性疾病，危害婴幼儿的健康。

按其溶解特性，维生素可分为脂溶性维生素和水溶性维生素两大类。常见的脂溶性维生素有维生素 A、维生素 D、维生素 E、维生素 K 等，维生素 C 和 B 族维生素属于水溶性维生素，它们都与婴幼儿的生长发育密切相关。

🌿脂溶性维生素

🌸 维生素 A

维生素 A 的大部分来源是植物中的 β - 胡萝卜素，它在肠黏膜中转化成维生素 A 以后进入淋巴系统，随后被吸收。维生素 A 是一种无色、只溶于油脂的物质，它不怕热，不怕冷，但光线、氧气、酸和碱会使它发生损害。如果把蔬菜放在阳光下晒，就会损失部分胡萝卜素。

一岁以内的婴幼儿每日需维生素 A198 微克，1～3 岁需 300～390 微克。

婴幼儿摄入维生素 A 不足会影响其体重的增加，而摄入过量则会产生呕吐、昏睡、头痛、骨痛、皮疹等症状。

维生素 A 的慢性中毒症状：皮肤瘙痒、软组织肿胀、恶心、口唇干裂、头发变粗、脱发、两眼内斜视、肝脾肿大、骨肿大、骨痛。

维生素 A 的急性中毒症状：嗜睡、呕吐、前颅膨出、颅内压增高、骨缝分离。

表 1-12 食物中维生素 A 的含量（微克 /100 克食物）

食物名称	含维生素 A 量	食物名称	含维生素 A 量
鸡肝	3124	鸡蛋	70
羊肝	6291	鸡蛋黄	131
牛肝	6066	鸡蛋粉	158
鸭肝	855	鸭蛋	78
猪肝	1492	松花蛋	93
河蟹	117	奶油	89
黄鳝	15	牡蛎	8
乳酪	46	牛奶	7
人乳	3	带鱼（咸）	9

表 1-12 食物中维生素 A 的含量（微克 /100 克食物）

食物名称	含胡萝卜素量	食物名称	含胡萝卜素量
甜薯（红心）	225	空心菜	456
胡萝卜（黄）	1203	油菜苔	162
胡萝卜（红）	1239	油菜	186
韭菜	423	苋菜	633
菠菜	876	雪里蕻（鲜）	93
芒果	269	杏	135

维生素 A 是合成视紫质的原料。人体一旦缺乏维生素 A，会使视紫质的形成速度减慢，影响视网膜发育，导致眼睛对暗光不能调节，看不清东西，这就是大家所说的"夜盲"。另外，维生素 A 对保护视力正常，防治干眼病、泪腺分泌减少，防止角膜软化等也起着重要作用。维生素 A 还可以维持呼吸道、胃肠道、泌尿道等处黏膜的健康，防止皮肤干燥、粗糙，促进身体生长发育。它与皮肤毛囊角化、粉刺的产生都有关系。

含维生素 A 的食物有：猪肝、鱼子、蛋黄、鱼肝油、牛奶、奶制品以及胡萝卜、玉米、红薯、菠菜、香蕉、椰子、红枣、西红柿等。深色的蔬菜，颜色越深，维生素 A 的含量就越高。

胡萝卜素和维生素 A 在小肠被吸收，脂肪、胆碱和卵磷脂可协助维生素 A 的吸收。胡萝卜素被吸收后，在小肠壁和肝脏内可经酶的作用转化成维生素 A，经身体吸收后供机体使用。维生素 A 一旦摄入过量，大部分会储存于肝脏中，小部分储存于肾、肾上腺、睾丸、卵巢、视网膜和乳汁中，会对人体造成危害。

❀ 维生素 D

人体皮肤的表皮中有 7- 脱氢胆固醇，经阳光照射后，有一种肉眼看不见的紫外线能把人体内的 7- 脱氢胆固醇变成维生素 D_3。因此，应让孕妇、婴幼儿、乳母及老人多晒晒太阳。有人称维生素 D 为免费的"阳光维生素"。

维生素 D 的主要功能是促进钙、磷的吸收，使钙、磷沉积于骨骼中，促进骨骼的形成。特别是对婴幼儿来说，维生素 D 对预防佝偻病的发生起着重要作用。佝偻病是严重威胁儿童健康成长的疾病。它发生的主要原因是骨骼中钙、磷的沉积不够，使骨骼发育不健全，缺少硬度，承受不起日益增长的体重。临床上可见肋骨串珠和鸡胸、长骨的骨骺增大，凡是受压力较大的骨骼部位都会变形。

维生素 D 的需求量必须与钙、磷的供应量联系起来考虑。在钙、磷供应充足的条件下，成人每日获得 7.5 ~ 10 微克的维生素 D，即可使钙的储留达到最高限度。婴幼儿每日维生素 D 的需求量为 10 微克。妇女在怀孕期或哺乳期，由于对钙、磷的需求量增高，此时必须通过膳食补充维生素 D。如小儿日光照射不足，食物中又缺乏维生素 D，则易发生佝偻病。但如果每天维生素 D 的摄入量超过 45 微克，也会影响人体正常的生长发育，甚至出现维生素 D 中毒现象。

婴幼儿维生素 D 的慢性中毒症状有：厌食、烦躁哭闹、便秘或腹泻、低热、烦渴、多尿、心律失常、软弱，肾、肝、血管等钙化、骨骼脱钙。

维生素 D 的食物来源：一般食物中维生素 D 的含量较少。维生素 D 含量比较丰富的食物有动物肝脏、鱼肝油、禽蛋等。100 毫升人乳中含维生素 D 0.01 ~ 0.25 微克，每 100 毫升牛奶中含 0.01 ~ 0.1 微克，一个蛋黄中约含 0.87 微克，100 克猪肝中约含 1.25 微克。由此可以看出，奶类食品（强化维生素 AD 钙奶除外）含维生素 D 的含量不高，所以以奶类食品为主食的 6 个月以内的婴儿，要补充适量鱼肝油，以适应身体生长发育的需要，但切不可过量。

维生素 D 的吸收和储存：维生素 D 与脂肪混合食用时吸收效果最好，一般在小肠内被吸收。维生素 D 主要储存于脂肪组织中，其次储存于肝脏、皮肤、肌肉、神经、肾、肺和肠壁中。其代谢物随胆汁一同被排入肠中，与粪便一同排出。

维生素 E

维生素 E 是一种抗氧化剂，能促进细胞呼吸和细胞膜的代谢，并提高细胞对环境污染的抵抗能力。在食物中，麦胚油、棉籽油、玉米油、花生油及芝麻油含维生素 E 较高，但橄榄油中维生素 E 的含量不多。绿莴笋叶、柑橘皮含维生素 E 较多，几乎所有的绿色植物中都含有维生素 E。同时它也存在于肉类、奶油、奶、蛋及鱼肝油中。缺乏维生素 E 会使红细胞减少，但维生素 E 长期过剩会使肝脏受损。

维生素 K

维生素 K 具有促进凝血的作用，其广泛存在于绿叶蔬菜中，在菠菜、苜蓿、白菜、猪肝、羊肝、牛奶中含量较多，块根类蔬菜如胡萝卜、土豆中则几乎不含维生素 K。另外，人体肠道的细菌也可合成维生素 K。

水溶性维生素

常见的水溶性维生素有 B 族维生素、烟酸、维生素 C，它们在人体代谢中起着独特的作用。少许过量的水溶性维生素可以立即通过尿液排出，不会引起中毒。

B 族维生素可促进婴幼儿的生长发育，增进食欲，但体内不能储存，需要每日补充。1 岁以内的婴儿每日需维生素 B_1 0.4 毫克，维生素 B_2 0.4 毫克。几种 B 族维生素随着热量需求量的增加而增高。1 ~ 3 岁幼儿每日需维生素 B_1 0.7 毫克，维生素 B_2 0.7 毫克。

✳ 维生素 B_1

维生素 B_1 是保证热量代谢正常进行的重要维生素，拥有以下功能：促进糖类新陈代谢，增进食欲与消化功能，维护心脏、神经健康。

当人体缺乏维生素 B_1 时，会使热量代谢不完全，产生丙酮酸等酸性物质，损伤大脑、神经、心脏等器官，导致"脚气病"，并出现下列症状：肌肉酸痛、大脑损伤、易兴奋与疲劳、末梢神经炎、食欲不振、恶心呕吐、消化不良、体重减轻、发育迟缓、水肿。

大多数食物中都含有维生素 B_1，但在谷类外皮中含量最多。因此，如果吃加工过于精细的大米、白面，而很少吃粗杂粮及其他食物，就很容易患维生素 B_1 缺乏症。我国南方的稻米产区，曾陆续出现婴幼儿类似脑炎症状的病，死亡率很高。经查明，是由于经常用精白米喂养，同时副食品不足导致的"脚气病"所引起。

身体每代谢 4186 千焦热量，就要消耗 0.5 毫克维生素 B_1。因此，婴幼儿的膳食中，如果糖的摄入量过多，热量过高，将加速维生素 B_1 缺乏病的发展。

在正常喂养的情况下，1 岁以内的婴幼儿每天需维生素 B_1 0.4 毫克，1 ~ 3 岁的婴幼儿约需 0.7 毫克。

✳ 维生素 B_2

维生素 B_2 具有以下功能：促进三大营养素的新陈代谢，保持身体健康，保障婴幼儿的生长发育。在其摄入量不足时，常表现出以下症状：口角溃疡、唇炎、舌炎、湿疹、脂溢性皮炎、角膜炎等。

与维生素 B_1 一样，人体每代谢 4186 千焦热量，需要消耗 0.5 毫克维生素 B_2。正常情况下，1 岁以下的婴幼儿每天需要维生素 B_2 0.4 毫克，1 ~ 3 岁的婴幼儿每天需要 0.7 毫克。

虽然很多食物中都含有维生素 B_2，但除动物的肝、腰、心、奶、蛋等少

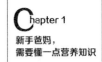

数食物中所含维生素 B_2 较多外，其他食物中的含量都很少。因此，要经常给孩子吃些富含维生素 B_2 的食物。

❋ 烟酸

烟酸广泛存在于动植物组织中，但一般含量不多。烟酸含量最丰富的是酵母、花生、豆谷类、肉、肝脏等。烟酸的功能是：促进三大营养素的新陈代谢，促进婴幼儿的生长发育，维护皮肤、消化道、神经系统的正常功能。缺乏烟酸会引起癞皮病，症状表现为：皮炎、恶心、呕吐、腹泻、舌炎、食欲不振、烦躁、睡眠不安、手足发热、痴呆等。

❋ 维生素 C

维生素 C 易溶于水，对氧很敏感。碱能使其受到破坏，但在酸性环境中，对热相当稳定。维生素 C 能增强身体的抗病能力，维持牙齿、骨骼、血管、肌肉正常的生理功能。

缺乏维生素 C 可引起坏血病。婴幼儿坏血病的特点是下肢疼痛，不能站立，不想动弹，两腿屈曲外展（像蛙腿一样），抱起来时哭闹不止。眼睑有瘀斑，小腿骨前肿胀，皮肤有点状出血点，并可扩散成片状。还会出现骨质疏松症，导致钙化不正常。特别是早产体弱和患病的婴幼儿，如果人工喂养不当，更容易出现坏血病。

维生素 C 的主要来源是新鲜蔬菜和水果。婴幼儿每天需要维生素 C20 ~ 45 毫克。母乳喂养的婴幼儿可直接从乳汁中获得维生素 C，每 100 克母乳中含有 6 毫克维生素 C，所以每天吃 500 克母乳就能满足婴幼儿维生素 C 的需求量。人工喂养因奶粉中维生素 C 的含量低，每 100 克奶粉中只有 1 毫克维生素 C，因此，人工喂养的婴幼儿应及时补充菜汁和果汁。

实际上，婴幼儿正常生长发育需要 40 多种营养成分。如果在喂养时，某种营养成分长期供给不足，或各种营养成分之间长期比例失调，就会发生营养障碍，使婴幼儿的生长发育不正常。

各种营养成分都包含在食物中，但没有任何一种食物会包含婴幼儿生长发育所需要的所有营养成分。即使是母乳和鸡蛋这类婴幼儿常吃的食物，也仍有不足之处。比如母乳中缺铁，鸡蛋中缺维生素 C。因此，用母乳喂养的婴幼儿，从三四个月起就应当添加辅食。孩子稍大一些后，要教他们养成不挑食、不偏食的习惯。

一个健康的婴儿，从受精卵开始就要注意协调好营养，因为胎儿的营养主要来自母亲的血液。母亲的血液通过胎盘与脐带，连接胎儿的循环系统，也是通过这个渠道将营养输送给胎儿。供给胎儿营养物质的来源有三个方面：一是母亲的饮食；二是母体内营养的储备（主要储存于胃和肝中）；三是胎盘的合成。其中最主要的是从母亲饮食中获得的营养物质。因此，妊娠期的妇女不仅要维持自身的营养需要，还需使一个微小的受精卵在短短40周内发育成体重达3千克的胎儿。

在孕期的不同阶段，孕妇要摄取不同的营养来调剂和补充胎儿发育过程中所需的营养。孕妇的体重过重、过轻都不好。过重会增加妊娠并发症，如妊娠中毒、感染、高血压、心脏病等；体重过轻，胎儿易早产，容易引发婴儿体重不足，甚至是死胎、脑损伤和发育过缓等。因此在怀孕时期，孕妇要做到全面、科学地平衡膳食，并在不同阶段摄入不同的营养来调剂和补充胎儿发育所需的营养。

表1-14 婴幼儿常用食物中维生素 C 的含量（毫克 /100 克）

食物	含量	食物	含量	食物	含量
鲜枣	243	红果	53	青椒	72
菜花	61	小白菜	28	橙子	33
油菜	36	菠菜	32	圆白菜	40
柿子	30	橘子	28	水萝卜	45
菠萝	18	大白菜	31	胡萝卜	13
豆角	18	白兰瓜	14	西红柿（红）	19
香蕉	8	人乳	5	桃	7

Chapter 2
从怀孕开始，为宝宝的健康保驾护航

　　孕妇的生理代谢和普通人的不同，需要很好的营养补给，而其腹中的胎儿也需要均衡、丰富的营养。如果营养供给不足，不仅会影响母体的健康，也会阻碍胎儿的正常发育。

　　当然，孕妇在孕育的过程中，在加强补给营养时，也要注意适当有度，讲究营养均衡。而且孕妇在不同的孕育阶段，对营养的需求也有所不同，因此要更加注意营养补给的科学性，不要盲目。这样才能拥有健康的身体，从而为孕期健康打下良好基础，为宝宝的健康保驾护航。

1~3个月
（妊娠早期）

妊娠第一个月，受精卵不断分裂，产生许多细胞并形成组织，称为胚胎。由于"胎气上逆"影响胃纳，孕妇会出现恶心厌油现象。有些孕妇经血不泻，阴血聚于胞宫养胎。阴血不足，阳气偏亢，喜食酸味。因酸味属阴，酸味食物又多兼甘味，酸甘相合能化生阴血，胎儿得以滋养，母体阳气得以平息。酸味入肝，能敛养肝气，肝气得敛则不会横逆犯胃，对减轻胃肠道负担有益。

妊娠2~3个月，胚胎已初具人形，头的大小几乎占了整个胎体的一半，五官、脏器已形成。胎儿四肢分开，3个月时已长出手指甲和脚趾甲，开始能分辨出性别。但胎儿生长较慢，平均每日长1克。孕妇恶心、厌食的现象逐渐消失。这一阶段胎儿生长较慢，营养上没有特殊要求，孕妇只需按正常平衡的膳食就餐即可。

怀孕早期，由于胎气上升，直接影响到了子宫上面的胃，因此有些准妈妈不想吃饭，动不动还有点恶心、想吐。这都属于正常的生理现象。大部分孕妇都喜欢吃酸的东西，主要是因为阴气不足，阳气偏旺，而阴喜酸，所以会很想吃酸性的食物，如话梅、杨梅等。

过了想吃酸的阶段，又开始想吃酸甜的食物，这是因为孕妇的肝需要得到糖的满足，只要把肝养好了，胃就舒服了。如果呕吐得厉害，可试着在上腭贴片薄姜。怀孕3个月后，呕吐和恶心会自然消失。千万不要随便服用减轻妊娠反应的药物，因为呕吐和恶心是短期的生理现象，准妈妈们不用害怕，要尽量放松。身边可以常备些体积小、水分少的干点心，如饼干、烤馒头片等。

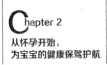

妊娠早期的饮食宜清淡，少量多餐。可吃些酸性水果，增进食欲，干稀分食，多吃干食。

在起床前，妊娠反应较重时，可吃些烤馒头片、饼干等干食；调整饮食，少量多餐，在三次主餐外加两次辅餐；吃饭时少喝汤，食物要清淡，两餐之间可少量喝些淡茶水；晚上可以多吃一点，而且要尽量丰富。要多喝水，多吃蔬菜和水果，还要吃一些清淡可口、量少质精的食品，想吐就吐，能吃就吃，尽量保障每日热量的基本供应。

因为这时期正是胎儿脑部及神经系统迅速发育的时期，所以要注意维生素（尤其是叶酸、维生素 B_{12}）、蛋白质的摄入，还应多吃富含卵磷脂的食物，如芝麻、花生、核桃、葵花子、海带、紫菜等。肉类可选择瘦肉及动物内脏。第 3 个月开始要吃得多一点，可以吃些猪肝、黑木耳等补铁的食物。

🌿 孕早期一日食谱举例

早餐

牛奶 / 豆浆 200 毫升；鸡蛋 1 个；水果 1 个；烤面包片两片（约 50 克）夹肉松、西红柿 1 片、生菜 1 片。

午餐

米饭 100 克；清炖鱼 200 克；炒青菜。不稀不稠的半流质食物（约 100 克），也可喝些酸梅汤。

晚餐

小米粥 1 碗；馒头 50 克；西红柿炒鸡蛋；凉拌菠菜。多喝汤水。

加餐

两餐之间，加水果、面包、馒头。如没吐意，可加餐 1 个苹果或梨。

睡前

牛奶 200 毫升。

如果妊娠反应重，可以流食、果汁代替膳食。

❀孕早期菜谱

橙子南瓜鸡煲

材料

鸡肉 175 克，橙子、南瓜各 100 克，葱花 3 克，盐、白糖各 2 克，枸杞子适量。

做法

1. 橙子、南瓜洗净切块。

2. 鸡肉斩块氽水。

3. 煲锅上火倒入水，调入盐、白糖，下入橙子、南瓜、鸡肉、枸杞子煲至熟，撒上葱花即可。

作用

这道菜品酸甜适中、口味馨香，适合孕期女性滋补身体食用。其中橙子气味清新，还能提高食欲。

什锦芦笋

材料

芦笋 100 克，鲜无花果、百合各 80 克，冬瓜 50 克，胡萝卜片 10 克，食用油、盐各适量。

做法

1. 将芦笋洗净切斜段，下入开水锅内焯熟，捞出控水备用。

2. 百合洗净掰成片；冬瓜洗净后切片，无花果洗净。

3. 油锅烧热，放入芦笋、冬瓜煸炒，下入百合、无花果、胡萝卜翻炒片刻，加盐调味，装盘即可。

作用

这道菜品清新爽口，常吃有增强免疫力的作用。其中芦笋含有天门冬酰胺和微量元素硒、钼、铬、锰等，可提高孕妈妈的身体免疫力。

4～6个月
（妊娠中期）

胎儿骨骼系统发育较快，外形消瘦，平均每日能长 10 克。胎儿的脑细胞分裂数目出现第一次高峰，已有心跳，开始长毛发、眼眉，脊髓内开始有髓鞘，牙齿开始钙化。这时特别需要高蛋白、高钙、高铁、高胆固醇的食物，孕妇还要多吃含植物蛋白、不饱和脂肪酸和含有维生素 E 的种子类食物，有助于胎儿大脑沟面加深，促进其智力发育。

此时，准妈妈的胃口转好，应多吃富含胆固醇和蛋白质的食物，如鸡、鸭、鱼、肉、蛋、牛奶、猪肝、五谷杂粮等。五谷杂粮就是种子类食物，如黑芝麻、花生米、核桃等，这些食物应吃得越早越好。种子类食物除了富含不饱和脂肪酸以外，还富含维生素 E。高蛋白质、高钙的食物是宝宝长胳膊、长腿最需要的营养物质，同时也是保证准妈妈子宫和乳房正常发育的基础。

每天的饮食中，牛奶要保证摄入 250～500 毫升，晚上可再喝一小杯 125 毫升的酸奶。牛奶是低铁含量的食物，所以还要一天吃两个鸡蛋。豆制品也含钙比较多，可多吃；还要多吃带颜色的蔬菜和水果，如红色的西红柿，绿色的黄瓜、菠菜等；水果一天吃一到两个；蔬菜每天吃 500 克左右。

🌾孕中期一日食谱举例

早餐

麻酱花卷、鸡蛋、牛奶。麻酱中铁、钙、锌含量高，鸡蛋含铁量高，牛奶则属高钙、低铁食物。

加餐

水果一个。

午餐

米饭、西红柿炒蛋、肉片青菜、豆腐蛤蜊汤。豆腐可以补铁，蛤蜊中的锌含量比较高。

加餐

种子类食物15粒。

晚餐

馒头、青椒炒鸡肝、焖南瓜、冬瓜丸子汤。

睡前加餐

酸奶1杯，饼干两片，种子类食物5粒。

孕中期菜谱

红豆玉米

材料

玉米粒 200 克，红豆、青豆各 100 克，葡萄干 50 克，白糖 10 克。

做法

1. 锅中加入清水，将红豆、青豆和玉米粒放入锅中煮熟。

2. 等锅中基本无水的时候放入葡萄干，再添加少量清水；小火煮至水分被食材吸收后盛出，拌入白糖即可。

作用

这道菜品色泽鲜亮、鲜甜爽口，令人胃口大开，有开胃健脾、除湿利尿的作用。其中玉米含卵磷脂、谷物醇、维生素 E 等营养成分，很适宜孕妈妈食用。

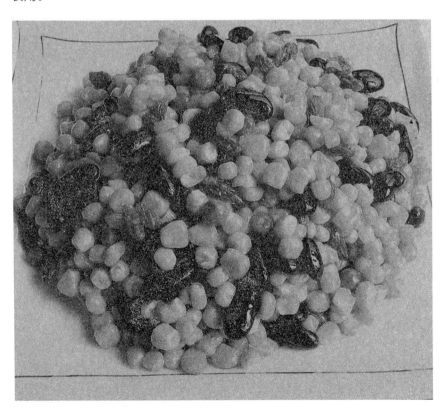

鱼头豆腐菜心煲

📇 材料

鲢鱼头 400 克，豆腐 150 克，菜心 50 克，姜片 4 克，香菜段 3 克，彩椒丁 2 克，枸杞子 2 克，食用油、盐各适量。

🗂 做法

1. 将鲢鱼头洗净、剁块。

2. 豆腐洗净切块。

3. 菜心洗净备用。

4. 锅上火，倒入油，将姜炝香，下入鲢鱼头煸炒；倒入水，加入豆腐、枸杞子、菜心煲至熟；调入盐，撒入香菜段、彩椒丁即可。

🍴 作用

这道菜品汤色洁白、口味鲜美。孕中期的孕妈妈常吃，有健脾养胃、增强免疫力的作用。

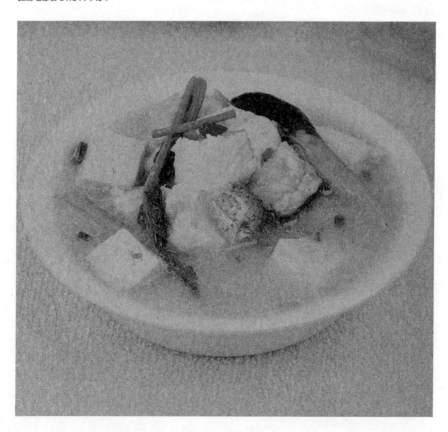

青木瓜鱼片汤

材料

鱼肉片 200 克，青葱 5 克，姜片、盐各 2 克。

做法

1. 鱼肉片洗净；青葱洗净，切段。

2. 将鱼肉片、青葱段、姜片放入锅中，加水没过材料；以大火煮沸，转小火续煮 20 分钟。

3. 最后加盐即可食用。

作用

这道菜品味美滑嫩，常吃有补脑益智、美容养颜的作用。鱼肉的营养十分丰富，孕妈妈食用不仅能增强体质，还有利于胎儿的脑部发育。

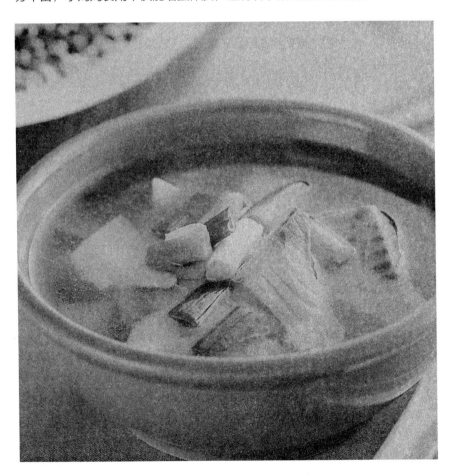

7~9个月
（妊娠末期）

此时胎儿骨骼已长足，骨髓也已长成，皮下脂肪开始出现，皮肤皱纹逐渐张开变平。妊娠的第8个月是胎儿脑细胞发育的第二次高峰，此时孕妇的营养是否充足，是决定胎儿脑细胞分裂优劣的关键。此时胎儿的生长发育特别快，妊娠末期，胎儿体内需要大量储存蛋白质、钙和铁。

准妈妈在这一时期往往会出现血钙低、贫血、小腿抽筋、腰腿酸痛等现象。这是因为宝宝在通过胎盘拼命地跟妈妈争夺营养，尤其是钙，从而导致准妈妈体内的血钙降低，血容量变大。因此，建议准妈妈们在膳食中多吃富含钙、铁的食物，如虾皮、动物内脏、奶制品、豆制品等；还可以在专业医师的指导下，适量服用一些钙片和维生素D制剂。

准妈妈要吃带颜色的多纤维蔬菜、水果，保持每日大便通畅；还应限制进食过高的脂肪和淀粉类食物，以免胎儿过大，不利于分娩。

为防止准妈妈在妊娠末期出现贫血，她们每周应保证食用1~2次动物的肝类，每次25克左右为宜；或吃点鱼肝油，以补充足够的铁。此外，准妈妈还应在家人的陪伴下，多到户外散步，多晒太阳。这样不仅能促进人体对钙的吸收，促进破骨细胞变为成骨细胞，经常活动还有利于宝宝骨骼的健康生长。

在此期间，准妈妈每周体重的增加最好不要超过0.9千克。如果准妈妈本来就很胖，胎儿发育得又快，个头长得比较大，就会给分娩带来困难。准

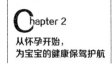

妈妈体重超标，还易引起妊娠糖尿病。因此，准妈妈们在孕期的最后 1 个月应少吃主食和甜食。尤其是体型较胖的准妈妈，一天只能吃 100 克主食，可以适当喝点粥，多吃蔬菜、水果和瘦肉；每天要喝 2000 ~ 2500 毫升水；每天盐的摄入量不能超过 5 克。

不少准妈妈在妊娠末期会出现下肢浮肿现象，应选择低盐饮食，饮水量也要适当减少，每天控制在 1000 毫升左右即可；还要多吃些牛奶、煮鸡蛋、红烧鱼、炒猪肝之类含蛋白质较多的食物；少吃或不吃难消化和易胀气的食物，如油炸的糯米糕、白薯、洋葱、土豆等。

孕晚期一日食谱举例

早餐

选择凉拌豆芽、凉拌菠菜一类的凉菜，适量多吃鸡蛋。可以把鸡蛋做成煎、煮、炒等不同花样，有助于增进准妈妈的食欲。

加餐

水果一个。

午餐

米饭、肉末炒豆腐干、青菜香菇、西红柿鸡蛋汤。肉丝中含动物蛋白，豆腐干中含植物蛋白，动物蛋白和植物蛋白融合，有助于蛋白质的吸收。

加餐

小点心一块，水果一份。

晚餐

馒头、清蒸鱼、素炒三丝、红白豆腐汤。

加餐

牛奶，饼干两片。

❄孕晚期菜谱

香菜豆腐鱼头汤

🔲材料

鳙鱼头 450 克，豆腐 250 克，香菜 5 克，姜 2 片，食用油、盐各适量。

🔲做法

1. 鳙鱼头去鳃，剖开，用盐腌 20 分钟后，洗净；香菜洗净。

2. 豆腐洗净，沥干水，切块；将豆腐、鱼头入油锅，两面煎至金黄色后，捞出。

3. 锅中下入鱼头、姜，加入沸水，大火煮沸后，加入煎好的豆腐，煲 30 分钟，放入香菜，用盐调味即可。

🔲作用

补脑益智、延缓衰老的鳙鱼头和宽中益气、清热润燥的豆腐搭配，有很好的提神醒脑作用，对孕妈妈和胎儿均有益。

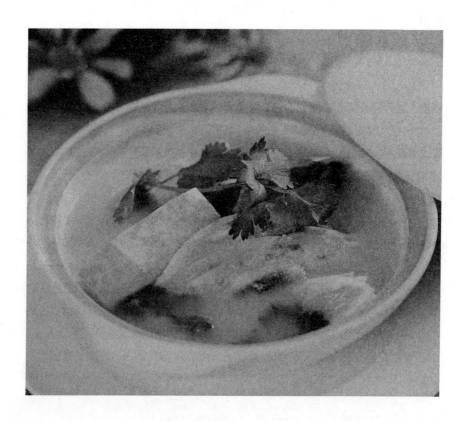

洋葱牛肉丝

📋 材料

洋葱、牛肉各150克，蒜末5克，姜末3克，葱花、食用油、盐各适量。

📋 做法

1. 牛肉洗净，去筋后切丝；洋葱洗净，切丝。

2. 将牛肉丝用盐腌渍。

3. 锅上火，加油烧热，放入牛肉丝快火煸炒，再放入蒜末、姜末，待牛肉炒出香味后，放入洋葱丝略炒，用盐调味，撒上葱花即可。

📋 作用

提神醒脑、缓解压力的洋葱和补中益气、滋养脾胃的牛肉搭配，孕妈妈食用可补虚强身、养血益气。

豌豆煮鸡腿

📋 材料

豌豆300克，鸡腿100克，姜5克，盐3克。

📋 做法

1. 鸡腿处理干净，切成块；姜洗净，切片。

2. 锅上火，加水烧沸，下入豌豆、鸡腿，稍焯后捞出。

3. 锅加水烧热，下入豌豆、鸡腿、姜，煮熟，调入盐即可。

📋 作用

健脾养胃、调颜养身的豌豆和补虚益气的鸡肉搭配食用，有补血养颜、强身健体的作用，有益于孕妈妈滋补身体。

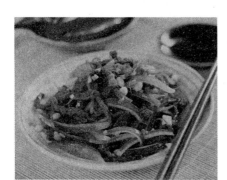
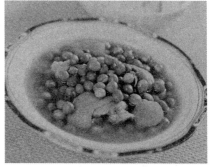

分娩期

　　阵阵发作的宫缩痛，常会影响产妇的胃口，所以准妈妈们要学会在宫缩间歇期进食的"灵活战术"。饮食以富含糖分、蛋白质、维生素，易消化的食物为好。可根据自己的爱好，选择蛋糕、面汤、白粥、肉粥、藕粉、点心、牛奶、果汁、苹果、西瓜等多样食品。每天进食 4 ~ 5 次，少食多餐。

　　当前很多营养学家和医生都推崇巧克力，认为它可以充当"助产大力士"。理由：一是因为巧克力营养丰富，含有大量优质的碳水化合物，而且能在很短时间内被人体消化吸收和利用，同时产生大量热量，供人体消耗；二是由于它体积小，产热多，而且香甜可口，吃起来很方便。因此，产妇在临产时吃几块巧克力，可望缩短产程，顺利分娩。

　　分娩后产妇的体质虚弱，胃肠功能尚未完全恢复，而且分娩过程中体内会损失大量水分，因而产妇在产后第一天应吃流质食物，多喝些高热量的饮品，如红糖水、红枣汤、藕粉、杏仁茶等。第二天可吃些稀软的半流食，如糖水鸡蛋、嫩鸡蛋羹等。

　　需要特别注意的是，很多人认为产妇在产后应该马上喝老母鸡汤，既有营养，又有利于体力恢复。其实这是一个很大的误区。因为老母鸡汤含雌激素较多，喝进去会降低泌乳激素的生成，反而会影响乳汁的分泌。所以，老母鸡汤千万不能喝得过早，要等到分娩后的第 5 天再开始喝。此外，还可以多喝点鲫鱼汤、排骨汤、牛肉汤、猪蹄汤等，而且要比平时多吃些瘦肉、鸡蛋、牛奶、猪肝、猪腰、豆制品；另外，新鲜的蔬菜水果要天天吃，这样才有利于产妇的身体恢复和乳汁分泌。

Chapter 3
妈妈的乳房是宝宝的饭袋

在产妇分娩时，随着胎盘的娩出，血浆黄体酮浓度和雌激素水平急剧下降，催乳激素上升，这是促使乳汁生成的主要因素。分娩之后，婴儿吸吮乳头时，泌乳才正式开始。

母乳是婴儿健康成长的天然营养素，也是最理想的食物。母乳不仅含有适合婴儿生长发育的各种营养素，而且含有可抵抗疾病的各种免疫物质和帮助消化的各种酶类。

母乳喂养，好处多多

母乳喂养是哺乳动物繁殖过程中的一个必经阶段，通过母乳喂养，母婴之间可进行亲密接触，这对母婴的心理状态、婴儿的智力开发及母亲产后的恢复都有好处。

婴儿在母亲的子宫中，安全而稳定地生活着。一旦出生，母亲应该帮助婴儿尽快适应外界环境。母婴的亲密接触是本能，产后第一天，母亲就会有乳汁分泌，而婴儿出生后也有一种本能反射，即吸吮反射。

开始喂奶时，母亲会看到婴儿的脸颊蒙着一层厚厚的脂肪，张着小嘴在寻找奶头。只要一接触奶头，就会很有劲、很强烈地把乳头深深吸入口腔内，它鼓鼓的脸颊紧贴在母亲的乳房上，有时还会用小手扶着乳房。这种眼对眼、面对面的亲密接触使母子心理相通，融为一体。这种滋味，只有妈妈能享受到。这是人世间最温馨的幸福，请不要随意放弃。

乳汁是如何生成的

女人的乳房实际上是一个大的内分泌腺，平时不分泌乳汁。女孩子到了青春期，由于体内雌激素、生长激素和催乳激素的作用，使乳腺的腺管生长、分支，形成未成熟的乳腺组织，乳房逐渐大起来。乳房的大小与女性乳房中的脂肪有关，而与泌乳能力无关。

当女性的排卵周期开始（即月经开始）时，除雌激素外，体内还会分泌黄体酮，促使腺管进行正常发育，形成小叶和小泡的成熟乳腺；同时乳房结缔组织增生，体脂肪沉着。这时的乳房从外表上看显得更大。从生理功能上看，喂奶条件已基本具备。

妊娠早期，女性的雌激素及催乳激素增加，更加促进了乳腺小叶、小泡的发育。妊娠4个月时，在乳腺小泡中可见到早期初乳，小泡已变成分泌乳汁的单位。当初乳分泌渐渐增加时，小泡充盈和扩张，小泡细胞内的脂肪滴增加，乳房组织内血管增生，血流量成倍增加，使得乳房增大，形态改变，为喂奶做好了充分准备。

妊娠后期，黄体酮浓度增高，它对乳腺内的催乳激素起到抑制作用，使得孕妇在怀孕时不分泌乳汁。

在分娩的时候，随着胎盘娩出，产妇血液中黄体酮浓度和雌激素水平急剧下降，催乳激素上升，这是乳汁生成的主要因素。这时乳汁开始生成，乳汁从乳腺小泡中分泌，排入较大的乳腺管。这样到婴儿吸吮乳头时，泌乳就正式开始了。当婴儿吸吮时，催乳激素在数分钟内升高10倍，加快乳汁分泌。产后最初一两日，产妇的乳汁很少，到第3～4日逐渐增加，但也有迟到 1 周才增多的。一般产妇产后 5 ~ 10 天分泌的为初乳，其后 5 ~ 10 天的为过渡乳。围产后就让婴儿吸吮，这两个过程都可以缩短。

泌乳时产妇的垂体后叶会分泌一种催产素，进入血液，流入乳房组织，使肌上皮细胞收缩，婴儿吸吮时就引起泌乳或射奶的现象。通过这一过程，乳房中 90% 的乳汁可以在 7 分钟左右输送给喂哺中的婴儿。

分娩之后，婴儿吸吮乳头时，泌乳才正式开始。乳汁从乳腺小泡中分泌后，排入较大的乳腺管，这样更便于婴儿吸吮，这是通过一种神经内分泌反射来完成的。婴儿吸吮刺激了乳头和乳晕区，通过神经到达下丘脑，进入垂体后叶，分泌催乳素。这些激素进入血液后，既会流入子宫，使它收缩，又作用于乳房，使乳房的血流加大、温度升高。催乳素最重要的是对肌上皮细胞起到收缩作用，使乳汁挤出。

影响乳汁分泌的因素

乳腺泌乳期间，是人体代谢率最高的器官之一，甚至比肝脏的代谢率还要高。它的活动要有各方面的因素来促进。

影响母乳分泌的因素

首先，准妈妈们对乳汁的内分泌机制认识不足，她们没有认识到让婴儿及早吸吮是喂奶成功的关键，导致开奶较晚。

其次，准妈妈精神忧虑、焦急、紧张，会引起乳汁分泌不全，乳房胀痛，进而影响乳汁再一次分泌，而长时间乳汁不排空会造成哺乳问题，从而引起乳头感染。

再次，准妈妈对母乳喂养的态度。这很重要，只有认识到母乳喂养对母子都有益才能主动克服困难，乐意坚持。否则惶恐不安，害怕乳汁不足，再加上其他精神因素都会通过神经反射而抑制催产素和催乳素的分泌，使奶量减少。

最后，准妈妈产后要有人照顾，给予体力上的帮助和精神上的鼓励，让母体得到充分的休息，获得良好的营养，可明显增加乳汁分泌，加强准妈妈哺喂的信心，帮助新妈妈喂养成功。

为什么会缺奶

新妈妈的营养是乳汁分泌的物质基础，新妈妈营养不足，影响奶汁的质和量，就会造成缺奶。

缺奶的具体原因：

（1）新妈妈食欲不好，进食汤水过少。

（2）初乳质稀而少，新妈妈误认为乳汁差，而不肯喂奶。

（3）婴儿吸吮刺激乳头的时间不够。

（4）很早用配方奶代替，使新妈妈更缺奶。

新妈妈
需要哪些膳食营养

有人认为，新妈妈不像妊娠期那样需要营养，因而忽视了膳食营养，致使乳汁分泌减少。其实，随着婴儿的生长发育，新妈妈的乳汁也在逐渐增加。整个哺乳期，特别是婴儿3～7个月时，新妈妈乳汁的分泌量每日由800毫升增至1200毫升，需要更多的营养供给。为保证母乳的质量，必须结合新妈妈的具体条件，给予合理充足的营养膳食。

❀ 新妈妈的营养需求

❀ 蛋白质的供给

蛋白质是营养素中影响乳汁分泌能力的最重要因素。每100毫升母乳中含蛋白质1～2克。若新妈妈膳食中蛋白质供给不足，不会影响乳汁中蛋白质的含量，但会影响乳汁的分泌量，故应补充足够的蛋白质。

❀ 必需脂肪酸的摄入

新妈妈膳食中脂肪的含量与脂肪酸的组成，会影响乳汁中脂肪的含量和组成。脂类与婴儿的大脑发育有密切的关系，尤其是不饱和脂肪酸，对中枢神经的发育特别重要，所以要注意脂肪的摄入。

✿ 补充钙和铁

乳汁中的钙含量是比较恒定的，每 100 毫升母乳中的钙含量为 30 毫克。乳汁分泌越多，钙的需求量越大。因此新妈妈在日常生活中要多食用一些牛奶、豆类、豆制品、海米、芝麻酱等。另外，铁的补充也是非常重要的，为防止贫血的发生，新妈妈在日常生活中应多吃一些含血红素铁的食物，如猪血豆腐、瘦肉、动物肝脏等。

✿ 维生素必不可少

（1）多吃新鲜绿叶蔬菜、黄色菜及水果可以补充维生素 A。

（2）除了膳食调配外，多晒太阳是补充维生素 D 的最佳途径。

（3）补充 B 族维生素，可以多吃些瘦肉、粗粮及奶、肝、蛋、蘑菇、紫菜等。

（4）维生素 C 可以通过新鲜蔬菜和水果，如猕猴桃、鲜枣、山里红等补充。

✿ 保证水的供给

母乳的分泌量与新妈妈每天的饮水量有密切关系。当水分不足时，会直接影响乳汁的分泌量。月子里的新妈妈体虚，出汗多，更应注意多饮些汤水，如红糖水、红枣水、排骨汤、鲫鱼汤、鸡汤及鲜果汁水等，以促进乳汁分泌。

✿ 新妈妈的膳食搭配原则

✿ 搭配原则一：油腻搭清淡

新妈妈产后要多喝汤水，如鲫鱼汤等；但由于这类食物的味道浓郁，比较油腻，建议加入较清淡的小菜配合食用，以增进食欲，如拌豆腐丝等。

✿ 搭配原则二：酸性食物搭碱性食物

酸性食物一般包括：牛肉、羊肉、猪肉、蛋、禽类、鱼虾类、米面类等；碱性食物一般包括蔬菜、水果、豆制品、牛奶、菌类、杏仁、栗子等。新妈妈的膳食要注意酸性食物与碱性食物搭配，如木须肉。这个菜中的肉、鸡蛋为动物蛋白质，属于酸性食物；黄花菜、黄瓜、木耳等则含有微量元素，属于碱性食物。

❀ 搭配原则三：主食搭副食

主食和副食二者缺一不可。不吃主食只吃副食，容易发胖；只吃主食不吃副食，主食中多余的淀粉在体内分解成葡萄糖，后转化为脂肪储存起来，一样会让产妇长胖。

❀ 新妈妈的膳食平衡原则

❀ 平衡原则一：寒与热的平衡

新妈妈生完孩子后，身体非常虚弱，在饮食上需要多吃一些温补的食物，如米酒、羊肉等。

❀ 平衡原则二：摄入与排出的平衡

摄入的食物如不能正常排出，就会形成便秘。新妈妈在饮食上要多吃粗粮和蔬菜、水果，增进膳食纤维的摄入，改善便秘状况。

❀ 平衡原则三：动与静的平衡

即吃饭前忌动，吃饭后忌静。不能吃饱就睡，这样不利于消化吸收，要多去户外散步，还可以多晒太阳，补充维生素 D。

奶水不足怎么办

从中医的观点来看，产后奶水不足多因乳母气血不足引起。因为母体在孕期和生育时所耗气血太多，易形成"产后多虚"的体质，所以可以采用有补气养血、温经通络作用的温性食物做汤，促进乳汁分泌，如鲫鱼、猪蹄、丝瓜、红糖等。此外，还要忌吃生冷瓜果和冷饮等耗气血的食物，也不要吃太咸的菜和含碱多的面食。另外，还要消除紧张、焦虑及忧郁的情绪，做到心情愉快、信心十足。这里向新妈妈推荐 8 款催乳汤：

冬葵子猪蹄汤

材料
猪蹄 300 克，冬葵子 15 克，盐适量。

做法
将猪蹄适量和冬葵子加水浸没，大火烧开后转小火炖 2 小时，直至猪蹄酥烂后，加适量盐调味即可。

作用
这道菜品利九窍，通乳脉，益气调中，通大小便。冬葵子味淡性滑，为阳性，故能利窍通乳。猪蹄煮汁服，可以下乳汁，解毒。

肉丝绿豆芽汤

材料

绿豆芽 200 克，猪肉丝 100 克，食用油、盐各适量。

做法

锅热放油，倒入绿豆芽略炒；加水烧开后，再倒入肉丝烧开，加盐调味即可。

作用

这是民间常用的下乳方，能补五脏，促进泌乳。绿豆芽的作用主要是通经脉，消热解渴；猪肉丝能润肠胃、生津液、丰肌体、泽皮肤。猪肉为动物蛋白质，绿豆芽为植物蛋白质，动植物蛋白质搭配，有利于新妈妈吸收营养。

葱须鲫鱼汤

材料

鲫鱼 1 条，黄酒 15 毫升，葱须、食用油、盐各适量。

做法

将葱须打成结，中火烧热油后，下鲫鱼，两面煎黄。如新妈妈太胖，可不用油煎过鲫鱼，只需加黄酒、葱结和水，慢火炖 1 个小时，最后加盐调味即可。

作用

鲫鱼性温味甘，和胃调中，能促进乳汁分泌。葱须属于温性食物，适合新妈妈食用。

黄花通草鸡汤

材料

母鸡 1 只，黄花 30 克，通草 15 克，黄酒 25 毫升，盐适量。

做法

母鸡切块，撒上盐、黄花、通草、黄酒，隔水蒸或炖 2 小时，最后加盐调味即可。

作用

母鸡可补气益血，健脾胃，通脉下乳。黄花性微温、味甘，治虚劳，补肺气，益胃气。通草性平，味甘淡，可明目、退热、下乳、催生。

羊奶炖猪蹄

📇 材料

猪蹄 1000 克，羊奶 250 克，盐适量。

🍳 做法

1. 将猪蹄上的毛除去，洗净，切成两半。

2. 锅置火上，加入适量清水，大火煮沸；锅加盖，改用小火将猪蹄炖烂，加入羊奶、盐，煮沸后即可食用。

❎ 特点

猪蹄烂熟，奶香味浓。

🅰 作用

羊奶含蛋白质、脂肪、碳水化合物、钙、磷、铁、维生素 A、维生素 B_1、维生素 B_2、烟酸，具有补虚、润肌肤的作用。猪蹄含蛋白质、脂肪、碳水化合物等，具有补血、催乳的作用。适用于产后血虚贫血、乳汁少的新妈妈食用。

花生煮鸡爪汤

📇 材料

鸡爪 10 只（约重 200 克），花生米 50 克，料酒 5 克，姜片、盐各 3 克，味精 1 克，鸡油 10 克。

🍳 做法

1. 将鸡爪剪去爪尖，用清水洗净。

2. 将花生米放入温水中浸泡半小时，换清水洗净。

3. 把锅洗净，加入清水适量，置于火上，用大火煮沸，放入鸡爪、花生米、料酒、姜片；锅加盖，煮 2 小时后，将盐、味精放入，小火焖煮一会儿，淋上鸡油，即成。

❎ 特点

清淡可口，花生、鸡爪软烂。

🅰 作用

此汤含蛋白质、脂肪、碳水化合物、钙、磷、铁、维生素 B_2、烟酸、维生素 C 等，具有养血催乳、活血止血、强筋健骨的作用。新妈妈产后食用，能促进乳汁分泌，有利于子宫康复，促进恶露排出，防止产后出血。

猪蹄金针菜汤

材料

猪蹄1对（约750克），金针菜100克，冰糖30克。

做法

1.将金针菜用温水浸泡半小时，去蒂头，换水洗净，切成小段，待用。

2.把猪蹄洗净，用刀斩成小块，放入砂锅内，再加清水适量，用大火煮沸，加入金针菜及冰糖，用小火炖至猪蹄烂时即可食用。

特点

猪蹄烂，味香汤浓。

作用

此汤具有养血生精、壮骨益骨、催奶泌乳的作用，对新妈妈的乳汁分泌有良好的促进作用。

鲤鱼煮枣汤

材料

鲤鱼1条（约500克），大枣30克，料酒、盐各适量。

做法

1.将大枣去核，用清水冲洗干净，待用。

2.把鲤鱼去鳞、鳃，用清水洗净，放入锅中，加入清水1600克、大枣、料酒、盐后，置于火上，煮至鱼肉熟烂后即可。

特点

鲤鱼肉嫩，汤味鲜，略有甜味。

作用

此汤含有蛋白质、脂肪、碳水化合物、钙、磷、铁和维生素 A、维生素 B_1、维生素 B_2、烟酸，具有养血催乳、补益五脏、健脾行水、和胃调中、开胃增食的作用，非常适合妇女产后食用。同时此汤还可以预防和治疗产后水肿，具有补益、治病的双重作用。

牛奶煲木瓜

材料

木瓜 200 克，牛奶适量，蜂蜜适量。

做法

1. 将木瓜削皮去籽，切成大块。

2. 砂煲内加适量水，上火煮开。

3. 加入木瓜块、牛奶煮至熟，调入蜂蜜即可。

特点

汤色洁白，口味清爽。

作用

产妇食用有通乳催奶的作用。本品也可加入红糖食用，对产妇具有暖宫、清除恶露的作用。

Chapter 4

让宝宝吃得更有营养

　　营养是婴幼儿健康生长发育的重要因素。婴幼儿的胃肠机能尚在发育完善中，必须在保证营养需要的同时，结合生理特点给予其合理的喂养。

　　当然，在喂养孩子的过程中，新手爸妈会遇到诸多疑问，比如如何进行母乳喂养，如何进行人工喂养，如何添加辅食，如何有效避免陷入喂养误区等。只有解决了以上问题，在对孩子的喂养上才会不盲目。

婴儿从出生到1岁的
发育特点

....

　　宝宝落地，离开母亲的子宫去适应陌生的环境，开始依靠自己的呼吸系统来调整循环，同时依靠自己的消化系统来摄取营养，用自己的泌尿系统来排泄代谢产物。这一系列的改变，促使新手母亲必须了解新生儿的生理特点，以及营养在喂养过程中对其的影响，以便更好地哺育婴儿。

....

❧ 生长发育的特点

❀ 体重
　　新生儿出生时的平均体重为3千克，到5个月时增至出生时的2倍（6千克），1周岁时增至3倍（9千克）。

❀ 身长
　　新生儿出生时的平均身长为50厘米，出生后前半年，每月平均长2.5厘米，后半年每月平均长1.5厘米，1周岁时达75厘米，两周岁时达85厘米。

❀ 体围
　　（1）头围：新生儿出生时的平均头围为34厘米，出生后前半年增长8～10厘米，后半年增加2～4厘米，至1岁时平均为46厘米，2岁时可达48厘米。

（2）胸围：出生时平均为 32.4 厘米，1 岁时胸围与头围大致相同。

（3）腹围：从出生到 2 岁前，新生儿的腹围与胸围约相等。

🌸 骨骼发育

（1）颅骨的发育：新生儿的前囟在出生时为 1.5 ~ 2 厘米，在生后数月随头围的增大而变大。6 个月以后，前囟逐渐骨化而变小，至 1 ~ 2 岁时闭合。新生儿的后囟一般在出生后 6 ~ 8 周即闭合。

（2）脊柱的发育：新生儿的脊柱完全是直的，生后 3 个月能抬头时出现第一个弯曲；6 个月会坐时出现第二个弯曲；1 岁开始行走时出现第三个弯曲。

（3）牙齿的发育：婴儿在 6 个月左右（4 ~ 10 个月）开始出牙，最晚 2 岁半 ~ 12 岁时出齐。

🌺 各器官的特点

🌸 口腔

新生儿的口腔黏膜细嫩，血管丰富，唾液腺发育不足，所以黏膜干燥，分泌唾液较少，仅仅够湿润口腔，淀粉酶含量也不足。出生 3 ~ 4 个月后，新生儿的唾液腺发育完全，唾液的分泌量增加，每日分泌 50 ~ 150 毫升，淀粉酶的含量也增加。由于婴儿口腔较浅，容积小，硬腭平，舌短且厚，还没学会吞咽，又不会调节口内过多的唾液，因而表现为流涎现象，即所谓的生理流涎。

🌸 食管

新生儿及乳儿的食管长约 10 毫米，黏膜柔嫩，缺乏腺体。1 岁时为 12 毫米，呈漏斗状。这时其食管黏膜显得柔嫩，缺乏腺体，弹力纤维和肌层发育不良，食管上部的括约肌不随食物下咽而关闭，因而容易溢奶。

🌸 胃

新生儿的胃是横卧的，呈水平位。随着年龄增加，渐变直立。胃肌层发育差，空胃缩小，摄入液体或奶汁后，胃即扩张。新生儿吸吮时常吸入空气，称"生理性吞气症"。其贲门宽，但括约肌不够发达，在哭闹或吸气时，贲门呈开放状态，而幽门括约肌又较发达，使新生儿易溢奶或呕吐。足月新生儿的胃容量为 30 ～ 35 毫升，2 周后为 60 ～ 70 毫升，1 个月为 90 ～ 105 毫升，3 个月为 120 ～ 180 毫升，6 个月为 200 毫升，1 岁为 250 ～ 400 毫升。

新生儿胃液内只含有脂酶和凝乳酶，不含淀粉酶。关于胃排空的时间，水为 1 ～ 1.5 小时，母乳为 2 ～ 3 小时，牛奶为 3 ～ 4 小时。而乳液通过胃肠道的时间，新生儿出生后第 1 天需要 24 小时，1 周后缩短为 7 小时，人乳较牛奶更快排出。乳汁的温度接近体温时易进入肠道，新生儿食欲旺盛时较食欲减退时更快排空，患病时胃蠕动减弱，要延长乳汁经过胃的时间。

✿ 肠

新生儿的肠管较长，约为身长的 8 倍（成人为 4.5 倍），大肠与小肠长度的比例为 1 ：6（成人为 1 ：4），小肠相对较长，分泌面及吸收面大，故可适应较大量的流质食物。肠黏膜细嫩，发育较好，含有丰富的血管及淋巴，全部肠有发育良好的肠绒毛。小肠的吸收力好，有利于母乳中免疫球蛋白的吸收；通透性高，故可适应较大量的流质食物。

✿ 肝脏

新生儿出生时肝脏重 120 ～ 130 克，平均为体重的 4%，在右肋下约 2 毫米处。肝脏内的血管丰富，制造的胆汁可进入十二指肠参与消化过程，对蛋白质、脂肪、碳水化合物、维生素和水的代谢也起到了重要作用。肝脏是糖原、蛋白质的储备所，但储备的原料不多，几个小时即会耗尽。因此，喂养婴儿不能间隔时间过长。

✿ 肾

新生儿出生时，两肾共重 25 克。1 岁时 65 克，成熟时可以长到 250 克。新生儿肾小球的过滤率只有成人的 30% ～ 50%，出生第 1 ～ 2 天，其每天的排尿量只有 50 毫升。因膀胱储尿能力不强，所以，新生儿在一天中的小便次数可达 10 ～ 30 次，以后逐渐减少。1 岁后，新生儿每天的排尿量为 400 ～ 500 毫升。

合理喂养，宝宝健壮

婴幼儿胃肠机能尚未完善，必须在保证营养需要的同时，结合小儿的生理特点对其给予合理的喂养。合理喂养是保证婴幼儿正常生长发育的重要条件。1周岁以内的小儿除吮食奶汁外，还存在合理配给辅食的问题。

🌿 0~1 岁婴儿的营养需求

婴儿出生后的第1年，因生长发育快，活动量大，所以对各种营养素的需求量均较成人多。1～6个月的婴儿每日每千克体重需热量460～500千焦，7～12个月的婴儿需420～460千焦；1周岁以内小儿蛋白质的需求量，每日每千克体重为3～4克；钙的日需求量为600毫克。膳食中的钙只有20%～30%可被吸收，肠内容物偏碱性。食物中草酸及磷酸与钙结合成不易溶解的钙化合物等因素，均会影响钙的吸收；而维生素D、阳光紫外线及肠道的酸性条件，则能促进钙的吸收。母乳的钙、磷之比为2：1（牛奶为4：3），对婴儿而言较为合适，因此母乳的钙吸收率比牛奶高。水是细胞的主要组成部分，在体内担负运输养料及排泄代谢废物等任务。年龄愈小，代谢愈快，需水量也愈多。膳食中盐和蛋白的成分过多，需水量就大；糖能储留水分，婴儿过量食用淀粉类食物，可使体重一时增加，但若水供应不足，会发生口渴、尿少、酸性代谢物质堆积等现象；水过多又会造成肺水肿及血液循环增加。由此可知，水对婴儿生命的重要意义仅次于空气。出生3日内的正常小儿，每日需水250～300毫升，3～10日内小儿的日喂水量应为400～500毫升，10日～3个月的小儿需水750～850毫升，4～6个月的小儿需水 900 ~ 1100 毫升，7 ~ 9 个月的小儿需水 1100 ~ 1250 毫升，10 ~ 12 个月的小儿需水 1150 ~ 1300 毫升。

婴儿乳量的计算分为体重计算法和热量计算法两种。

体重计算法

假设婴儿体重为 6 千克。

每千克体重需配方奶：100 毫升 ×6=600 毫升

全日需总液量：150 毫升 ×6=900 毫升

加水量：900 毫升 −600 毫升 =300 毫升

全日吃配方奶 5 次，每次量应为：900 毫升 ÷5=180 毫升

热量计算法

假设婴儿体重 6 千克。

每千克体重需热量：420 千焦 ×6=2520 千焦

配方奶应占总热量的 70%，为 70%×2520 千焦 =1758.4 千焦

配方奶 100 毫升产生热量 279 千焦，1758.4÷2.79=630 毫升，此为全日奶量。

糖应占总热量的 30%×2512 千焦 =753.6 千焦

1 克糖产生的热量为 16.7 千焦，753.6÷16.7=45（克）

全日需水量 900 毫升 −630 毫升（奶量）=270 毫升（尚缺水量）

表 4-1　6 千克重婴儿每次的奶量配制

按体重计算法	按热量计算法
奶 600 毫升	奶 630 毫升
水 300 毫升	水 270 毫升
900 毫升	900 毫升
糖 30 ~ 48 克	糖 45 克

注：如果食用配方奶，则奶粉中糖量已加好，不需要额外加糖。

🌿 0～1岁婴儿的喂养程序

❀ 1～2个月

以母乳或配方奶喂养为主。此时婴儿生长较快，需晒太阳，加维生素AD合剂及钙片，可防止其患佝偻病。

❀ 3～4个月

奶汁是流质，含维生素C，铁质低。婴儿3～4个月时，可以加菜水。

❀ 5～6个月

大多数婴儿在5～6个月时应加辅食，过好"张口关"。加辅食应从米糊开始。不要单以月龄大小为依据，应根据实际需要而定，如母亲的奶汁是否少了？婴儿的食欲怎样？生长速度和活动量如何？要逐步训练婴儿从吸吮到会用嘴唇的动作。

❀ 7～8个月

此时婴儿已开始长牙，流口水，喜欢磨牙和咬东西，在给予其糊状辅食的同时，还应给些烤面包干、硬饼干等让其练习。

❀ 9～10个月

此时的食物要从泥状逐步过渡到碎粒状，训练婴儿从舌头到牙龈的咀嚼动作和吞咽动作。辅食应由稀到稠、由少到多、由一种到多样。如粥里放肉末、蛋末、菜末等混合的平衡膳食。

❀ 11～12个月

食物要碎、软、烂，逐步接近成人食谱，从小养成不挑食、不偏食的习惯。

表4-2　中国营养学会对1～3岁婴幼儿每日食物组成的推荐量（2007年版）

年龄	1～2岁	2～3岁
粮谷类（克）	100	100～150
奶类（毫升）	600	600
蛋类（克）	50	50
鱼肉禽豆类（克）	50	50
蔬菜类（克）	150	150
水果类（克）	150	150
植物油（克）	20	25

怎样给宝宝喂母乳

母乳是婴儿健康成长的天然营养品，其营养成分最适合婴儿消化和吸收，喂养方法既简单便利，又十分经济。新生儿出生后4～5个月内，只要能摄入足量的母乳，又能获得适量的日光照射，一般来说就可以满足机体所需的全部营养。

❀母乳喂养的优点

母乳喂养有许多人工喂养无法企及的优点：

（1）母乳的营养成分适合婴儿需要，能随着婴儿的生长改变其质量。分娩后1～12天的初乳蛋白质高，脂肪、糖、热量低，易于消化。新生儿出生第2天，母亲的乳汁分泌量为100毫升，第2周为500毫升，1个月为600毫升，3个月为800毫升，4～6个月为800～1000毫升。

（2）初乳中含有大量免疫球蛋白A抗体，在肠道内不会被消化，而会附着在肠黏膜表面，能抵抗感染与过敏源的侵入，增强新生儿的抵抗能力。

（3）母乳容易被消化吸收，蛋白质与脂肪比例适当；乳蛋白占总蛋白的2/3，在胃内形成较细软的凝块。母乳脂肪中亚油酸含量高，并含较多脂肪酶，脂肪颗粒小，易于吸收。母乳中的乳糖完全溶解于乳汁中，不仅能促进肠道内生成乳酸杆菌，也有利于大脑发育；而且母乳中钙、磷的比例非常合适（2：1）。

（4）母乳方便、卫生、经济，又可反射性刺激子宫收缩，有利于新妈妈产后身体的恢复。

🌿母乳喂养的注意事项

母乳喂养有如此多的优点，但为什么近年来母乳喂养率却下降了呢？

主要原因是新妈妈不会喂奶，不懂奶汁是如何分泌的，奶汁少了也不知道怎么办。

（1）要明白乳房的结构和奶汁是如何分泌的。乳房只有在婴儿吸吮乳头时，才正式开始分泌乳汁，婴儿有力的吸吮能刺激脑垂体前叶和后叶，前者会产生催乳素，使乳腺产生乳汁；后者会分泌催产素，使乳头小泡周围平滑肌收缩而释放出乳汁。

（2）要学会喂奶，正确的哺乳方法是保证母子双双受益的必要措施。每次喂奶时，新妈妈要先洗手，奶头要用温水洗干净。新妈妈要坐在椅子上，一只脚蹬在矮凳上，抱起婴儿呈 45°角，让其躺在怀里。每次喂奶时间不要超过 15 分钟。将一侧乳房吸空后，再换一侧哺喂。吃不完的奶要挤出，以免影响乳汁分泌。喂奶时不要让乳房堵住婴儿鼻孔，喂完后应将婴儿抱起，轻拍其背，以使胃中空气排出，可避免溢奶。喂奶（尤其是婴儿出生头 3 个月）要定时，不要婴儿一哭，就用奶头堵嘴。

（3）奶汁少了不要硬挤，乳汁绝不是靠手挤压出来的。奶水不足，从中医角度讲一般是气血不足，产后多虚，应当补气养血，故应食用温经通络的食物，还要不断地让婴儿吸吮。温性的食物有鲫鱼、猪蹄、母鸡、丝瓜、红糖……忌吃生、冷、瓜果和耗气血的食物，也不要吃太咸的饭菜。

🌿喂哺母乳的步骤

对产妇来说，喂奶是一件新事物，如事先没有很好地安排，就会弄得手忙脚乱。所以喂奶要有步骤：

（1）首先要洗干净手，擦干净乳头。在产前两个月就要开始做哺乳的准备，按摩擦拭乳头。每天用小毛巾绕在食指上，蘸些肥皂均匀地按摩、擦洗乳头、乳晕，反复数十次。这样不仅可以使乳腺通畅，还可以使局部皮肤坚韧，防止产后婴儿吸吮时乳头皲裂。如乳头有凹陷，要用牵拉法及时纠正。擦洗后用手指挤压乳头，如有汁液流出，表示乳管已通，可为产后哺乳提前创造有利条件。

（2）喂奶时用清水将乳头洗干净，这样既能保护婴儿口腔卫生，又可使母亲少患乳腺炎。然后用热毛巾按摩乳房，使乳腺通畅。喂奶前，母亲最好坐在靠背椅上，地上放一只矮凳，使喂奶一侧的脚踩在小凳上，抱起婴儿呈45°角，让婴儿躺在怀里吃奶。若母亲过于疲劳或晚间躺着喂奶，则应当将头部垫高，侧身斜卧，把婴儿抱在怀里。喂奶时，母亲要用中指和食指压住乳房，把乳头塞到宝宝口中，这样可以避免乳房堵住婴儿鼻子，妨碍呼吸，亦可避免奶汁流得太急，呛着婴儿。有时婴儿边吃边睡，母亲可轻轻挠挠婴儿的小脚心，或捏捏他的耳朵和鼻子，刺激他醒来继续吃奶，避免让婴儿养成含着奶头入睡的坏习惯。

（3）喂完奶后，将婴儿直立抱起，让婴儿的头靠在母亲肩上，用手轻拍婴儿背部，使吃奶时咽到胃里的空气排出来，防止吐奶。婴儿吃饱入睡时，应让他的身体稍向右侧卧，以免压迫心脏，也可避免在发生呕吐时将奶汁吸入肺中，引起肺炎。有时喂完奶后，婴儿会像喷泉一样把奶吐出，说明喂奶已过量。

（4）引导婴儿顺利地吸吮母亲的乳汁。婴儿的脸颊天生有层厚厚的脂肪，小嘴似乎天生具有很强的吸吮乳汁的特殊功能，一旦接触到母亲的乳头，就会很有劲地把乳头深深地吸入口腔内，而把鼓鼓的脸颊紧贴着母亲的乳房，形成一个巨大的喇叭口。然后，婴儿的口腔开始活动，舌面触及乳房前部，下颚与上颚一起压住乳头，舌后半部则凹下去，形成一个管道。此时，母亲乳房的前半部已深深插入婴儿的口内，乳头在口腔内会变形，并延长至原来的两倍，高度也降低一半。当乳头延长到极限时，大约过 0.03 秒，乳汁就会喷射出来，流入婴儿舌后根形成的管道内，然后被婴儿一口口吞咽下去。

有一点与人们想象的不同，就是乳汁绝不是挤压出来的，而是靠婴儿口腔的运动形成真空后吸出来的。从超声波中可以观察到，当婴儿的下颌骨、舌头与舌骨做活塞般的上下运动时，口腔的深处会引导婴儿有效地吸吮。懂得这个道理后，产妇就要勤喂奶，让婴儿多吮吸，使奶量增多。吸出的奶汁越多，下次分泌的奶汁就越多。

婴儿吃饱了吗

新妈妈缺奶时，乳房看上去不胀满，乳汁少而稀，婴儿等不到喂奶时间就会哭，或睡后不到时间就哭醒。喂奶时张开小嘴向四周找奶头，开始有劲地吸奶，但咽得却很少，没有连续的咽奶声。有时在吸奶时，还会突然放掉乳头大哭。体重增加慢，或不增加，大便量少，说明婴儿吃不饱。

当喂饱时，婴儿的脸上会有满足感；或慢慢地睡着，或自动放开乳头，能安睡 3 ~ 4 小时，体重也增加得快。

❧ 一天要喂多少次

每日喂养多少次，白天和夜间各占多少等，都不宜简单地规定，可随母亲奶汁的分泌和婴儿的胃纳而定。对于没有经验的母亲，不应过分强调定时喂奶。待医生指导后，母子就能互相配合，大部分能逐步形成正常的节奏。

❧ 初乳不可丢弃

新妈妈从分娩到产后 12 天内分泌的乳汁为初乳，乳色黄白，质稀味淡，看上去不像乳汁，常被误认为奶不好而不给乳儿吃。其实，初乳含有多种免疫物质。新生儿从初乳中获得的特殊免疫球蛋白，可以在体内抑制微生物和病原菌繁殖，使婴儿 6 个月内不易生病。初乳还有轻泻作用，能帮助新生儿排出胎粪。

怎样进行人工喂养

新生儿的喂养以母乳最为理想。在不能用母乳喂养时，可以改用配方奶粉喂养，这就是人工喂养。新妈妈在患有急慢性传染病、乳腺炎、心脏病或消耗性疾病等情况下，最好采用人工喂养。

食用配方奶的注意事项

配方奶是婴儿良好的营养品，营养虽不如母乳，却是人工喂养婴儿的主要营养食品。

对于配方奶，人们一般只注意它的营养，却忽视了一个简单的道理：配方奶是由牛奶改良而成的，牛奶毕竟更适合牛犊生长发育的需要。肠胃稚嫩的婴儿，不易消化吸收牛奶中的酪蛋白和颗粒大的脂肪球。牛奶中的蛋白质是异体蛋白质，容易使孩子患湿疹和哮喘。配方奶中的钙、磷比例也不如母乳合适，喂母乳的宝宝可以不用再喂水；但喂配方奶的则不行，两次喂奶间隙需要喂水，否则宝宝容易便秘。以配方奶作为婴儿的主食，应注意以下几点：

（1）配方奶的性质要适应婴儿的消化和吸收，要相对固定配方奶粉的品种，不要经常变换。

（2）要严格按配方奶粉的说明调配奶粉和水的比例。

（3）增加奶量时，必须根据小儿的食量、消化吸收以及成长等状况循序渐进地进行。增加奶量的时间必须以日为单位，每天不要超过 15 毫升。

（4）喂哺时奶液的温度要适宜，可先将奶汁滴在手腕内侧试试奶温。

（5）奶瓶需斜竖，使奶嘴内充满奶汁，以防婴儿吸入空气，引起溢奶。注意不要把奶瓶放得过低，以防婴儿空吮奶嘴时将空气吸进胃中。

❧ 人工喂养前要做好哪些准备

首先要备好工具：带刻度的玻璃奶瓶 3 个、小奶瓶 2 个（喝水用）、软硬适度的奶嘴数个。一切用具使用前要用开水煮沸消毒，也可使用消毒锅消毒后再使用。

配置奶粉时，先要计算每日所需奶量和喂奶次数，按婴儿需要配制。喂奶前必须先洗手，坐在舒适的椅子上，抱住婴儿呈 45° 角，使婴儿有安全感。喂奶之前，可先将奶汁滴几滴在内侧手腕上，或把奶瓶挨一下脸，觉得稍高于体温后，再把婴儿抱起。要使奶瓶略倾斜，奶嘴内充满奶液后再喂，以免婴儿吸入空气，引起吐奶。

新生儿调配牛奶：奶 2 份、水 1 份。

新生儿调配奶粉：奶粉 1 份、水 7 份。

这样的比例是接近人奶的成分。喂奶时可先将奶粉滴在手腕上试试奶温，奶瓶要斜立，使橡皮奶头内充满奶液，以免婴儿吸入空气，引起溢奶。

什么时间喂奶最好呢？有的妈妈认为，一天应固定时间喂，不管孩子饿不饿，以为这样可以培养婴儿正常的饮食习惯。其实这是不对的。我总结出来的喂奶原则是：不哭不喂，一哭就喂。孩子喝了母乳后一觉能睡 4 ~ 5 个小时，既不哭也不闹，这说明妈妈的奶水质量好。这种情况下，即使不定时喂奶也没关系，宝宝明明睡得很香，却硬要叫醒喂奶是不对的。孩子一哭，表明饿了，这时要及时哺乳。如果宝宝吃完奶后两个小时就哭起来，说明妈妈的奶水不是很好，需要补充营养。哺乳期的妈妈饮食要花样多、品种全，保证营养丰富均衡。

❧ 婴儿头 3 个月别喂豆奶

有的妈妈认为自己的乳汁看上去像水一样，怕没有营养，担心宝宝吃不饱，于是迫不及待地给他添加配方奶粉或豆奶。殊不知，3 个月以下的宝宝胃里只有乳糖酶，如果过早给婴儿喂食富含粗纤维、不好消化的豆奶，不仅会导致其腹胀、腹泻，还会造成消化不良，使宝宝经常哭闹。所以，不要给小于 3 个月的宝宝喂豆奶。

问：我家宝宝6个月大了，妈妈的奶不好，所以出生后就开始喝奶粉。最近两个月她开始不喝奶粉了，一给她就拒喝，只有快睡着时才能喝一点。现在她一天也就喝360毫升左右的奶粉加少量的母乳，有时候能加一个鸡蛋黄。而且现在她在快睡觉时也不好喂了，有时候100毫升奶要喂1个小时。吃过妈咪爱、四磨汤，也不见好转。她的体重倒是跟同龄的孩子接近，但是厌奶这么长时间了，有什么好办法改变呢？

答：在婴幼儿时期，许多孩子都会出现厌奶现象。由于从出生开始，宝宝每天喝的都是同一种食物，一段时间后，可能会产生厌恶喝奶的情况，这也是宝宝在提醒爸妈，该给他吃些不同的东西了。4个月以上的宝宝就可以吃些辅食了。可以给宝宝做些肉粥、菜粥，或者把蛋黄煮熟、压碎，放到粥里，每天中午和晚上煮给宝宝喝。这样不但给宝宝换了口味，还有利于宝宝生长发育期间饮食营养的均衡。

怎样给婴儿
添加辅食

乳类虽然营养全面，但终究是流质食物，只有未出牙及胃肠道娇嫩的小婴儿能适应。随着婴儿的成长，由于其消化机能的发育和牙齿的长出，对食物的质和量提出了新要求。婴儿4个月后，其胃肠道消化酶的分泌逐渐完善；6个月后出牙，胃容量也较初生儿增长了3倍以上。此时的饮食应从流质、半流质的食物为主到逐渐增加软质及固体食物，使婴儿逐渐增强咀嚼能力，适应固体食物，为断奶做好准备。

通过对国内外婴幼儿生长曲线的比较发现，6个月前婴儿的发育基本相同，但6个月后国外婴儿的曲线继续上升，国内婴儿的曲线变平，距离拉开。造成这种差别的关键在于喂养，即没有过好添加辅助食品这个关。

要使婴儿在断奶时不至于因食物的突然改变而引起消化功能紊乱、代谢失调，对营养特质利用不全以至营养不良，在添加辅食时要注意由一种食物开始，逐步过渡到其他各种食物；由极小量开始逐步过渡到适当量，从稀到稠。每当添一种新食物时，从一小匙开始，观察婴儿第2天大便的颜色和气味。如正常就再添加一种。若发现异常，即要停止。

大多数婴儿应在1~3个月时添加维生素A和维生素D，维生素A和维生素D可以从维生素AD滴剂，或通过晒太阳获得。

3~4个月时就要开始为婴儿添加维生素C和含铁丰富的食物，但不能单纯以婴儿的月龄大小为依据，应从实际需要出发。因为母亲的奶量、婴儿的食欲、生长速度，以及生理发展和活动等方面都不相同。如有的婴儿个子大、活动力强，就比文静的婴儿需要早些添加辅助食品。

添加辅食的原则

添加辅食的原则，是从一种食物到多种食物，由稀到稠，由少到多。每当添加一种新食物时，从一小匙开始，观察婴儿第2天大便的颜色和气味，如正常，再添加另一种；如发现异常，即要停止。

在添加辅食时，要注意膳食平衡。婴儿若摄入蛋白质不足、碳水化合物过多，即摄入肉、蛋类少，主食和糖过多，就会不正常地积存一些脂肪，肌肉生长不好，出现一时性的虚胖。如碳水化合物供给不足，会出现血糖降低和营养素缺乏的现象，使体内的蛋白质作为热量消耗尽，从而形成营养不良。

如何搭配婴儿的饮食，逐渐过渡到断奶呢？下面介绍一些比较实用的婴儿断奶食谱和辅助食品制作方法。

米粥的制作：将米洗净后，浸在水中，米与水的比例是1∶10，大火烧开，然后改小火煮。中间不要加水或停火，煮至黏稠为止，放置5分钟后取米油。

菜汁：将胡萝卜、白菜、菜花切碎，加水烧开后，关火焖10分钟左右。婴儿4个月后即可在两次哺乳之间对其喂食。

菜泥：将胡萝卜、土豆煮熟、调味后研碎，再用勺子边压边擦，边加配方奶。婴儿4～6个月时即可从一小匙开始对其喂食。

熟蛋黄：鸡蛋带壳煮熟后，去皮，取出鸡蛋黄，压碎后，加入碎米粥里喂食婴儿。

添加辅食要把好关

婴儿在出生后头几个月，由于唾液腺细胞不太发达，唾液分泌少，缺少酶，所以只能消化乳糖、葡萄糖。从4～6个月起，婴儿的唾液分泌量开始增加，唾液内的淀粉酶也随之增加。

要过"张口关"，需要训练婴儿由吸吮到咀嚼的能力，为断奶做准备。

不论是母乳喂养还是人工喂养的婴儿，都只会做吸吮动作，不会上下张口咀嚼。在添加辅助食品时，婴儿接触到一些固体食物，会先用移动嘴唇的动作试吃食物，称为唇食期；当食物由唇进入口中时，会运用移动舌头的动作，这是舌食期；最后婴儿会在牙龈的帮助下进食。

在母乳或人工喂养过程中，要及早训练婴儿学会这一过程，使他们不断提高咀嚼和吞咽能力，体验不同硬度、脆度、黏度和不同营养性质的食物。要让婴儿逐渐适应，过好"张口关"，首先要训练他张口。

喂奶时，婴儿是用嘴吮吸汁液。若要让他张口，改用口腔上、下运动的方式来咀嚼食物，需要有一个过程。如果母亲启发诱导得好，过不了多久，喂饭时只要举起勺，他就会张圆小嘴，用口腔上下运动的动作把喂进嘴里的饭吃下去。小儿咀嚼时，口腔内会分泌大量唾液，有利于食物的消化和吸收。许多家长不太注意尽早训练幼儿张口，两三岁的幼儿还叼着妈妈的奶头，或捧着奶瓶吃喝。虽已长了满口牙，对于蛋糕类的固体食物却还只会含在嘴里，不会吞咽，结果因咀嚼能力差，不能食用多种食物，影响了正常发育。

4个月以内的婴儿只会吮吸，而随着辅食的添加，宝宝就要开始练习上下开合嘴巴了。此时，家长可以给宝宝吃煮熟的蛋黄，而且最好是老母鸡下的鸡蛋，从1/4个蛋黄开始，先压碎，然后放入熬得很稠的米汤或奶中调匀后对其喂食。奶水中含铁较低，而蛋黄中铁的含量很高。蛋黄中富含的营养成分对促进婴幼儿生长发育，强壮其体质及大脑和神经系统的发育、增强智力等都有好处。

但是，不宜过早对婴儿喂食淀粉类食物。如果食物中含淀粉类过多，会在婴儿的肠内引起发酵，产生酸，刺激肠蠕动，引起腹泻。

表4-4 添加辅助食品的顺序

月份	可添加辅食
2~3月	维生素AD滴剂（由一滴开始，每月增加一滴）
3~4月	果汁、菜汁、维生素C片剂30mg/日
5~6月	蛋黄、米糊、烂粥、菜泥、果泥、鱼泥
7~9月	粥、面条加菜末、全蛋、碎肉末、豆腐、饼干、烤面包片、馒头片
10~12月	烂米饭、包子、水饺、面条、豆腐、菜叶

表4-3　断奶食谱举例

月龄	1个月	3~4个月	4~6个月	7~9个月	10~12个月
奶类	6~8次	5~6次	4~5次	3~4次	2~3次
谷类（克）	—	米汤50	碎米粥20~30	粥、烂面40~60	烂米饭、小面片80~100
蛋类（个）	—	蛋黄1/4个	蛋黄1/2个	蛋黄1个	全蛋1个
肉类（克）	—	—	—	肉末20~30	碎肉50
蔬菜（克）	—	菜汁50	菜泥10~20	菜捣碎20~30	菜切碎30~40
水果（克）	—	鲜果汁50	水果泥50~80	煮水果100	水果100
油类（克）	—	—	2	2~5	5~10
其他	+维生素AD滴剂	+钙片	+饼干	+硬面饼干	+面包

注：维生素AD滴剂、钙片从婴儿2~3个月起，需一直加服至其1岁。
1小匙=5克，1大匙=15克，1大匙=3小匙。

> 问：我的小孩半岁了，需要添加辅食，有人提醒我要少加油脂类食品，可我又怕孩子缺营养。不知我的担心是不是多余？
>
> 答：婴幼儿添加辅食时需多加脂肪。有人认为婴幼儿刚开始学着吃饭时，不能多吃油性的东西，怕不好消化，引起腹泻。其实，半岁至一岁的婴幼儿，虽然以摄取乳糖为主，但此阶段正是婴儿大脑细胞发育的高峰，大脑中除水分外，还有其他一半物质由胆固醇、磷脂、糖脂构成。因此，婴幼儿的食物中要有充足的脂肪，脂肪比例应占摄入总热量的 40% ~ 45%，才能保证大脑的高度发育。

此现象往往被初为人母的家长忽视，她们会以为吃油不好消化。其实，婴儿 4 个月后，胃肠道消化液的分泌逐渐完善，其胃容量在半岁时也较初生儿增长了 3 倍以上，此时应从流质、半流质食物逐渐增加到软质及固体食物。添加脂类的食物应当由少至多，由简单至复杂。可以先用碎米粥加上油煸过、煮熟的碎胡萝卜，鱼丸子加熬过的猪油，米粉糊（25 克）加上熟猪油，以后再加上炖软的红烧肉。

半岁至 1 岁的辅食食谱举例：

米糊 30 克；

熟猪油 10 克（2 小匙）；

菠菜 100 克，菠菜用开水焯后剁成菜泥；

鸡胸脯肉 15 克，剁成肉末。

注：因婴儿每顿都喝奶，所以此食谱适合分两顿给婴儿吃。

辅助食品的制作方法

米油汤

我们平时煮的大米粥上的一层米油，能给近 4 个月大的婴儿喂食。

说明：米油是米中的脂肪，婴儿 4 个月时，胃中已生成淀粉酶，喂食米油易于消化吸收。实际上，这层米油就是糊精。古代李时珍讲过"米油百日白"，即脸面消瘦的婴儿喝上一百天就会白胖起来。

碎米粥

将米洗净后浸泡片刻。食用时放在研钵中研磨打碎，使一粒米捣成 3 ~ 4 小粒，再用碎米和青菜汤用小火煮至黏稠为止。

说明： 婴儿 4 个月后添加的辅食，要逐步增加淀粉类的食物。米粥是热量的主要来源，调味可加各种肉汤、鲜汤、鸡汤。

菜水

圆白菜、菜花洗净切碎，一碗菜再加一碗水。先将水煮开，加入碎菜，盖锅煮 5 分钟，后离火放置 15 分钟。

说明： 绿叶菜包括菠菜、苋菜等，含草酸，不要多放。加锅盖煮是防止菜中的维生素 C 氧化，离火放置是让维生素 C 慢慢流入水中。

西红柿水，鲜橘汁

新鲜西红柿用开水稍烫后去皮，用消毒纱布挤出汁，加糖。柑橘洗净，切成两半，置消毒果汁挤器上反复挤出橘汁后加白糖。

说明： 主要是提取果汁中的维生素 C，可直接饮用。

胡萝卜水

取胡萝卜一根，搓成丝；锅中放一碗水，煮开后倒入胡萝卜丝。煮开约 5 分钟，离火放置 15 分钟；过滤白糖，或放配方奶。

说明： 因胡萝卜是脂溶性食物，可加入配方奶；奶中含脂肪，使其易吸收。

胡萝卜泥

胡萝卜蒸熟后去皮压成泥，加些油或黄油。

说明： 胡萝卜为脂溶性食物，加油便于吸收。

青菜泥

用绿叶蔬菜，洗净切碎，加少许水煮烂，过箩去水、去渣，加少许油，或放入粥内。

说明： 去水是去掉绿色蔬菜中的草酸。

煮蛋黄

把鸡蛋煮老，取出蛋黄，用匙压碎；加入少许开水稀释，可单独喂食，或加入配方奶中。

说明： 婴儿4个月后可逐步加蛋黄，由1/4、1/2、3/4至整颗蛋，以补充铁质。

肝泥

鸡肝或猪肝加水、葱、料酒，置于火上煮老，剁碎过箩，刮下肝泥，加盐少许，再用食用油炒之。

说明： 肝是铁质的丰富来源，6个月以上的婴儿已能消化蛋白质类食物。亦可放入粥内食用。

肉末

取肉一小块去筋，洗净，加入葱、姜、料酒，煮烂，取出剁碎，用食用油略炒。

说明： 婴儿添加辅食由少到多，按稀到稠，按汁→糊→泥→末→块的顺序逐步增加。

豆乳粥

煮好的粥一碗，停火前加入调好的豆乳粉一匙，再煮开。

说明： 豆粉是很好的植物蛋白来源，乳是动物蛋白，二者一起食用，能起到蛋白质的互补作用。

水果麦片粥

麦片3大匙，加牛奶，用微火煮至黏糊状，停火后加入碎水果1大匙。

说明： 麦片含粗纤维多，便秘的婴儿可以食用。

西红柿豆腐

嫩豆腐一小块，切成小丁在开水中煮，加入肉汤及切碎的西红柿一大匙，煮开后加盐少许。

说明： 西红柿及豆腐都是软食，婴儿应逐渐养成与成人相同的饮食习惯，可与粥及细面条同食。

南瓜糊

南瓜一块，洗净，蒸烂取出去皮，过箩加肉汤及盐少许，煮成糊状。

说明： 南瓜等瓜类食品，既柔软又易消化，如倭瓜、土豆、山药……按同样蒸熟的方法喂养婴幼儿，可使食物花样多些，品种齐些，避免其日后挑食、偏食，让其从小养成不偏食的习惯。

🌿 喂养不好的原因及解决办法

婴儿出生以后，对食物没有喜欢和厌恶的选择能力。家长出于溺爱，如果婴儿不吃这种就换那种，日子久了，会将喂养计划和食谱打乱。

❀ 偏食挑食

首先婴儿要养成定时进餐的习惯，一般在每日两餐主餐、两餐加餐外，不要给予其他零食，但温开水可以常常喂给。食谱必须与婴儿的嗜好无关，不要让婴儿在周岁内就养成其偏食的习惯，如果婴儿不吃就停止喂食，不要找代替品。

❀ 食欲不振

不要强迫他（她）吃，更不要强求他（她）吃。吃也好，不吃也好，家长要装作对一切都无所谓的样子，还应该去掉那种想尽量多喂一口的想法。

❀ 消化不良

婴儿喂养是否得当，观察其大便可得出结论。

喂养中有哪些误区

初乳是很黏稠，带有鲜明柠檬黄色的液体，有时也带灰白色或浅蓝色，比牛奶稀，这是正常的。

误区一：产妇分娩后 1 ~ 5 天，初乳质稀味淡像清水，不能给婴儿喂。

有些母亲认为初乳像清水一样，因此放弃用其喂养婴儿。其实这种乳汁含丰富的抗体蛋白质，尤其分泌的免疫球蛋白 A 非常多。此外，初乳还含有乳白蛋白以及初乳铁。初乳中的脂肪及乳糖比成熟乳少，含锌和氯化钠高，这些成分的改变，估计与免疫功能有关。初乳有通便作用，可以清理新生儿的肠道和胎便，为婴儿提供特殊营养素。例如，初乳中的锌、长链多不饱和脂肪酸也比成熟乳多。

误区二：母鸡汤营养丰富可下奶，新妈妈产后立即喝鸡汤。

在分娩过程中，胎儿和胎盘脱离母体后，产妇血液中的雌激素和孕激素浓度随着胎盘脱出而大幅度降低。这时催乳激素开始发挥泌乳作用，促进乳汁的生成和分泌。如果产后马上喝母鸡汤，会使产妇血液中雌激素的水平再度上升，它会抑制催乳激素发挥泌乳作用，造成产妇乳汁不足，甚至无奶。因为母鸡的卵巢中含有一定量的雌激素。

正确的做法是在产妇分娩后 1 周左右，当其乳房开始胀满，乳汁开始分泌后再喝鸡汤，以促使其下奶。

误区三：不了解婴儿的胃容量，喂得太多，会导致吐奶、溢奶。

不论是母乳喂养还是人工喂养，新妈妈首先要了解，新生儿的胃容量只有 30 ~ 60 毫升。有的妈妈体质好，身体壮，奶水充足；喂完一侧乳房，婴儿已经吃饱，待再喂另一侧乳房时，婴儿已超量，一动就溢奶。遇到这种情况，宁可增加次数，也不要一次喂足。

误区四：给婴儿喂奶不定时、定量。

新生儿代谢快，体内肝糖原储备不多，仅能维持 12 个小时。如果不及时喂养，就要动用体内的脂肪和蛋白质转为热量来提供活动的消耗能量，否则婴儿易发生因低血糖引起的大脑损伤。按规定应该每 3 个小时喂一次奶，如孩子未醒，不要硬喂；若婴儿不到 3 小时就哭，就应该喂。仔细观察孩子的大小便，便可知喂养是否合理妥当。

误区五：刚出生不久到 3 个月的婴儿哭闹，可能是因为吃不饱，便给其加喂豆奶粉。

婴儿哭闹的原因很多，不要以为一哭就是吃不饱，反而弄得手忙脚乱，不知所措。豆奶粉是含植物蛋白质丰富的食物，含淀粉和膳食纤维很多。不到 3 个月或刚刚满 3 个月的婴儿，胃里只有蛋白酶和乳糖酶，没有淀粉酶，因此对豆奶粉不能消化，容易引起腹胀和消化不良，甚至腹痛。

误区六：吃母乳时间越长，孩子越健康。

婴儿从出生到添加辅食这一阶段，奶类已满足不了其生长发育的需要。例如，胎儿带到肝内的铁质，只能应付婴儿 3 个月的生长需要。牛奶是低铁食物，必须添加蛋黄、肝类食物；而鸡蛋和动物的肝不能依靠嘴吸吮，要靠唇和舌上下咀嚼。所以，要及早诱导婴儿张口咀嚼。有些孩子两岁了还叼着妈妈的奶头，给些辅食也只会含在嘴里做吮吸动作，不往下咽，这样不好。这些孩子不但热量不够，营养不良，还容易患缺铁性贫血一类的疾病。

婴幼儿喂养不当，
会出现哪些问题

许多婴幼儿成长至少年时期后出现了发育不正常或疾病，都是因为婴幼儿时期喂养不当引起的。婴幼儿出生以后对食物没有选择能力，但由于家长的溺爱和不当喂养，会产生肥胖、消瘦、骨骼发育畸形等问题。

溢奶

喂哺婴儿后不久，乳汁从胃内向口腔返溢。原因：

（1）婴儿哭闹后即喂，胃内吞入大量空气。

（2）哺乳后，未将婴儿抱直，使其排出吮乳过程中吞入的空气。

（3）喂饱乳汁后，立即让婴儿平卧。

（4）喂饱乳汁后，过分摇晃婴儿。

食物过敏

食物中某些过敏源渗入肠道黏膜，引起变态反应。原因：

（1）婴儿的肠道黏膜发育尚不完善。

（2）食物中的蛋白质，如牛奶、蛋白、海鱼、虾、核桃、芝麻等引起过敏。

（3）蛋白比蛋黄更易过敏，面粉蛋白比大米蛋白更易过敏。

（4）肠道通透性较强。

❧ 婴儿腹泻

婴儿排便次数较平日增多，常在 3 ～ 4 次以上；伴有粪便性状的改变，水分增多不成形，或出现黏液或脓血。原因：

（1）胃肠道感染为多。病毒、寄生虫引起的急性肠炎。

（2）胃肠道外其他器官的感染诱发消化、吸收紊乱。

（3）喂养不当，进食糖过多，豆类食品喂养过早。

（4）腹部受凉等原因。

❧ 婴儿便秘

婴儿大便次数较平日减少，甚至 2 ～ 3 日或多日不解；有时粪便干硬，量少，呈颗粒状。原因：

（1）饮食中缺乏碳水化合物、脂肪或水。

（2）进食蔬菜、水果等含粗纤维的食物太少。

（3）加辅食时，蛋白质食物加得太多。

（4）未注意培养良好的排便习惯。

（5）少数婴儿患有先天性巨结肠、肛裂、肛门闭锁等疾病。

❧ 婴儿体重不增

体重增长越来越少，最后几乎停滞不增。原因：

（1）呼吸道感染和腹泻。

（2）喂养不当，母乳不够，婴儿不肯断奶，不吃其他辅助食品，没有过好咀嚼"张口关"。

（3）热量及营养素供应不足。

❧婴儿肥胖

摄入的热量多于消耗，多余能量以脂肪的形式储存。婴儿30周以后，脂肪细胞增多、增大，特别敏感，容易肥胖。原因：

（1）饮食过多，活动过少。

（2）淀粉食物喂养得过早、过多。

（3）蔬菜水果喂得太少。

❧佝偻病

佝偻病是一种危害幼儿健康的全身性疾病。因体内维生素D不足，引起钙、磷代谢失调和骨骼改变，导致幼儿前额突出、方颅、鸡胸、肋骨外翻、腹部肌肉松弛膨隆，形似蛙腹，上臂骨弯曲、驼背，桡骨和腓骨弯曲等。原因：

（1）日光照射不足，尤其是冬天户外活动少。

（2）喂养不当，没有及时添加维生素AD合剂、动物性肝及蛋黄，又无日光照射，食物中钙磷含量不足，比例不当。

（3）先天不足或生长过速。如生长过快，需要大量维生素D，导致维生素D间接不足；或因肝脏机能发育不完善，维生素D及钙磷储备量极少，吸收和利用不好。

（4）疾病的影响，肝脏及胃肠有病，影响脂肪代谢，使维生素D不能很好地被吸收。患儿得病后，食欲减退，从而影响胃肠对钙磷的吸收。

（5）母亲年龄大，体弱多病，孕期、哺乳期缺少日光照射。

佝偻病常见于婴幼儿发育的旺盛期，出生4个月后逐渐增多，3岁之后的发病率显著减少。

Chapter 5
营养均衡,
宝宝才能长得好

　　婴幼儿是人一生中生长发育最快的阶段,年龄越小,生长越快。人类在长期的进化过程中,在人体营养、生理需要和饮食之间建立了平衡关系。

　　现代的饮食原则强调适应性、平衡性和广泛性。也就是说,只有营养均衡,婴幼儿的发育才会良好。

营养
是一口一口吃出来的

　　营养是靠一口一口吃出来的。特别是婴幼儿，长到1岁，体重就是出生时的3倍。这个时期真可以说是"蹦着高"长。0～3岁是生命的奠基阶段。那么，为什么有的孩子聪颖过人，而有的孩子却"傻乎乎"的呢？很多人都从后天教育中找答案，其实有一个重要原因——营养因素被忽略了。换句话说，就是在"吃"上出了纰漏。

　　"吃"与聪明有关吗？聪明就是指脑瓜"灵不灵"。刚生下的孩子脑重约390克，1周岁就会长到900～1000克，3岁的时候跟大人的脑重就差不多了。脑发育离不开各种营养素。假如3岁前营养跟不上，以后就是吃再多的补品也无济于事。

　　这些襁褓中的小生命睡得多甜啊，是什么使他们的小脸胖嘟嘟、红扑扑的呢？原来小家伙们吃了妈妈甘甜的乳汁。俗话说："金水银水不如妈妈的奶水。"母乳是婴儿最理想的食物。母乳的营养价值高，所以消化吸收好，免疫抗病能力强，婴儿变态反应少，新鲜无菌好喂养，促进发育利大脑。

　　婴儿出生后1小时就可以喂奶了。注意，这又黄又浓的初乳一定不要扔掉。喂的时候吃空一侧再喂另一侧。喂完后把孩子抱起来拍拍背，让孩子打个嗝，排排气。

　　巧妇难为无米之炊。母亲没有奶或因病不能喂奶的，可以用牛羊奶来代替。新生儿用 1 份奶加 1 份水，随后逐渐加至 2 份奶 1 份水，满月后再逐渐过渡到吃全奶。当然，凡事要灵活，如果买的牛奶本身就稀，回来再兑水，那就不行了。

出生后 3 周到一两岁的小儿，每天喂给其 2 ~ 4 滴的浓鱼肝油，就可以防止其得佝偻病。但不能超过 4 滴，过量会中毒。

对 1 ~ 2 个月的婴儿，每天要加喂 1 ~ 2 大匙的菜水或鲜果汁，因为缺乏维生素 C 会导致坏血病。牛、羊乳的维生素 C 很少，仅是人乳的 1/4。牛奶煮沸后，维生素 C 的损失又很大，所以要从菜水、果汁中补充。这叫作"堤内损失堤外补"。

4 ~ 5 个月的婴儿长得非常快，对铁和钙的需求量很大，这时候就需要加喂蛋黄、钙片。蛋黄中铁和维生素 A 的含量丰富。开始先加半个熟蛋黄，再用牛奶、米汤或菜水把压碎的蛋黄冲开，调成糊状。以后再逐渐加到每天吃一个蛋黄。还可以给孩子刮点水果泥吃，既有营养，又助消化，还败火。

孩子长到 5 ~ 6 个月时，体重已是出生时的 2 倍，胃容量是出生时的 3 倍。这时光让孩子喝点儿奶，可就填不饱小肚子了。应当每天给孩子加喂烂菜粥、烂面条或蒸鸡蛋羹等。不用贪多，一小碗就行。

到了 6 ~ 7 个月，小家伙开始长出小牙了，这时候可每天叫他啃 1 ~ 2 片饼干，或烤脆的面包片、馒头片，以促进牙齿的生长，锻炼咀嚼的能力。俗话说就是给孩子磨磨牙。在此要提醒那些粗心的爸爸，别把太硬的东西给孩子吃。您的牙可以起瓶子盖，孩子的牙可没那本事。

到了 8 ~ 9 个月，可以给孩子添加豆腐、鱼泥、肉末和土豆泥、红薯泥等。到了 12 个月，可以让孩子吃些容易消化的普通食品，像面条、包子、饺子、烂米饭等。只要不在夏季，1 岁左右就可以给孩子断奶了。

表 5-1　人体每天每千克体重所需营养量

需求量	婴儿	成人
能量（千焦）	419 ~ 502	167 ~ 209
蛋白质（克）	3.5	1

　　1岁之后，小儿的膳食可以逐步向成人的膳食过渡。以粮食、蔬菜、鱼、肉、蛋、豆腐等混合食物为主。肉菜类可不必碎成泥，时不时还可让孩子自己啃啃骨头。烹饪方法以煮、炖、蒸为宜。只要保证各种营养物质充足，相信孩子一定会茁壮成长。

　　随着婴幼儿年龄的增长，辅助食品也应该不断增加，食谱也要灵活改变。所以父母要想尽办法让孩子多吃点，但也要适度，吃少了不行；吃得太多了，会得肥胖症。吃多少合适？看下面这个食谱。

早餐

　　粮食（50克）：稀粥、挂面、豆包、面包。

　　鱼肉蛋（50克）：肝片、肉末、鸡蛋羹。

午餐

　　粮食（50克）：烂米饭、面片、稠粥、小馄饨。

　　鱼肉蛋菜（100克）：肝片、肉泥、鱼泥、青菜。

晚餐

　　粮食（25～50克）：烂米饭、面条、小饺子或小馄饨。

　　鱼肉蛋菜（75克）：肉末炒胡萝卜泥、蔬菜泥或豆腐，或西红柿炒鸡蛋。

下午加餐

　　粮食（25克）：牛奶或豆浆200～250毫升，点心或饼干一块。

　　水果（100克）：水果泥。

晚上加餐

　　牛奶100～200毫升。

　　要让孩子改掉挑食的毛病，在家要和在幼儿园一样，都要按量吃。有的家长以为巧克力、麦乳精是高级营养品，其实麦乳精和巧克力的主要成分是糖类。把这些东西当饭吃，对孩子的健康是不利的。

　　钙、磷、铜、铁、锌等矿物质在孩子的生长发育中起着构造机体和调节生理的重要作用。它们包含于不同的食物中，尤其是锌对孩子的生长发育特别重要。

平时父母一定要注意科学地喂养孩子，千万不能让孩子养成挑食的坏毛病。只有平衡膳食，才能使孩子健康、茁壮成长。

婴儿对食物
有哪些特殊要求

··

　　婴儿时期是机体旺盛发育的最好时期，尤其是婴儿出生的第一年。婴儿越小，新陈代谢越旺盛，生长发育也越快，因此，此时其对热量和各种营养素的需要也特别多。成人应该了解婴儿的生理需要，提倡从小对婴儿进行混合喂养，使其营养摄入达到供需平衡、搭配合理。婴儿和成人一样，也需要四大类食物，组成有充足热量，及保证婴幼儿生长发育所必需的各种营养素的平衡膳食。

··

❧对淀粉类食物的需求

　　在婴儿添加辅食前，热量主要以奶中的乳糖及葡萄糖为主。因为婴儿只有消化乳糖的酶，出生后第二个月才有蔗糖酶。随着消化系统的生长发育，各种酶也逐步发展完善。

　　婴儿从 3 个月开始分泌淀粉酶，此时即可开始逐渐增加米糊、乳糕、粥、细面条等淀粉食物。如果食物中含糖类食物过多，在肠内发酵过度，可能产生大量低级脂肪酸，刺激肠蠕动，从而引起腹泻；摄入过多时，也会不正常地积存一些脂肪，使肌肉长得不好，导致婴儿出现虚胖，而且易受感染。

　　在添加辅食时，有些父母只会注意增加鸡、鸭、鱼、肉等富含蛋白质较多的食物，而忽视淀粉类食物。这样容易造成孩子厌食、偏食，导致热量不足，其体内蛋白质的消耗增加，因而形成营养不良。

　　需要提醒父母的是，出生后头 3 个月，婴儿的主要热量来源是母乳中的乳糖和葡萄糖。3个月后可以添加辅食，要逐步增加淀粉类食物的比例。断奶后，淀粉类食物的热量就成为膳食中热量的主要来源。

淀粉类食物易于被消化吸收，并有食疗价值。对于面黄肌瘦的婴儿，古代名医李时珍说过一句话："米油百日白。"就是说，消瘦的婴幼儿，喝米粥上面的一层"米油"，一百天后就会白胖起来。用现代营养学的观点来讲，这一层"米油"，实际上是以糊精为主的米汤，它易溶于水，在消化过程中容易被分解吸收。它不会在婴幼儿的胃中形成凝块，也不会因不消化而发酵，因此比较符合婴儿的消化能力。

将高粱米磨成面后给婴幼儿喂食，可治疗其腹泻。方法是：100毫升牛奶加5克用冷水搅匀的高粱米面，煮熟后喂食，一日两次。其机理是高粱米面中有鞣酸，可和牛奶中的蛋白质结合成鞣酸蛋白，进入肠道后可被肠道中的酶分解，从而析出鞣质，有止泻收敛的作用。另外，鞣质可凝固微生物的原生质，具有一定的抗菌作用，也可以抑制肠道致病菌的繁殖生长。各种含蛋白质丰富的食物与婴儿的生长发育有着密切的联系。

🌿 对蛋白质类食物的需求

婴儿对蛋白质的需求量较成人多，主要用于生长发育、构成新的组织及供给热量。1岁以内的婴儿，蛋白质的供给量为每千克体重2～4克。蛋白质只有在人体内消化成氨基酸后，才能被吸收、利用。所以，在供给蛋白质食物时，必须考虑氨基酸之间的比例，其比例越接近婴儿的需要，说明营养价值越高。脱离了合适的比例和平衡的概念，孤立、单调地食用价格昂贵的巧克力、鸡、鸭、鱼、肉等，会造成营养比例失调，不但不能合成婴儿的体蛋白，反而会使婴儿食欲减退、偏食挑食、体重下降。所以，我们提倡从小就要对婴儿进行混合喂养，使其营养摄取达到供需平衡。

❋ 奶类

健康母亲分泌的乳汁是婴儿理想的营养食品。母乳所含的蛋白质、脂肪、碳水化合物都适合婴儿的消化能力及需要，并含有无机盐、维生素、酶及抗体。因此，母乳能供应5个月以内婴儿的几乎全部必要的营养素。但当母亲的乳汁分泌不足时，就需要补充一些适宜的代乳食品。

除母乳外，牛奶是婴儿最佳的营养食品，但牛奶的成分也因牛的种类、年龄、饲料、挤奶时间和季节不同而有差。牛奶中 8 种必需的氨基酸较全，尤以植物蛋白中缺少的蛋氨酸和赖氨酸较多。但牛奶中蛋白质的含量比母乳高，乳糖比母乳低。所以应加水和葡萄糖调整比例，使牛奶凝块减少，接近母乳成分，易于被消化吸收。

母乳喂养时，因蛋白质质量较高，适合于婴儿，因此蛋白质的供给量每日每千克体重只需 2 克；用人工喂养时则需 3.5 克 / 千克；用乳和其他代乳品混合喂养的婴儿，每日每千克体重需 4 克。有些牛奶喂得比较多的婴儿，反而会得佝偻病，这是因为牛奶中脂肪过多，摄入脂肪超过限度，对乳中钙的吸收就会相应减少。牛奶中饱和脂肪酸在肠道内与钙结合，也会阻止钙的吸收。

对半岁后患佝偻病的婴儿，可用酸牛奶治疗。具体做法为：用无毒乳酸杆菌加入至鲜牛奶中，在一定室温下，发酵成酸奶。它能刺激胃壁，促进胃酸的分泌，增加酸度，使乳蛋白形成微细的凝乳，适合婴儿的消化系统。在酸性环境中，能提高钙、磷的吸收，有助于佝偻病患儿的康复。

❀ 畜肉及禽肉

瘦肉是完全蛋白质，容易消化，营养价值也比较高，含有铁、铜、磷等无机盐（一般瘦肉比肥肉含量多，内脏又比瘦肉多）。动物肝脏含丰富的维生素 A、维生素 D、维生素 B_2、铁、铜和多种微量元素，是婴儿添加辅食的最好食品。家禽的蛋白质含量比肉高，脂肪少，肉质纤维短，易于被消化吸收。

❀ 鱼类

鱼肉是肉类中最容易被消化的，因为鱼肉是由肌纤维较细的单个肌群组成，在肌群中间存在着相当多的可溶性成胶物质，组织结构显得特别柔软，因而在煮熟之后，损失的水分为 10% ~ 35%（畜肉可损失 50% 以上）。由于其结构松软，食用后容易受到消化液的作用，消化吸收效果好，非常适合婴幼儿食用。

鱼类中蛋白质的含量非常丰富（见表 5-1），结缔组织少，蛋白质的利用率高达 46%，其结缔组织中的含氮物质主要是胶原及黏蛋白。胶原加水煮沸后形成胶质，所以鱼汤冷后会成鱼冻。

鱼肉属于优质蛋白，与牛肉和猪肉一样，其氨基酸含量及相互间的比值都和人体的肌肉很相近，尤其是婴幼儿生长发育最需要的赖氨酸和组氨酸较丰富。鱼肉中含碳水化合物的比例很少，一般在 0.1% 左右。

鱼肉中脂肪的分布与鱼的品种、产卵与否、季节和饲料等情况有关。其中绝大部分脂肪由不饱和脂肪酸的甘油三酯组成，在室温下是液体状态，易被消化吸收。鱼的脂肪含有二十二碳五烯酸，因而鱼类脂肪带有特殊气味。在鱼肉中无机盐的含量上，海鱼高于淡水鱼，含的钙、铁、碘都比畜类高。鱼类的肝脏富有维生素 A 和维生素 D，大鱼中所含的较幼鱼多；虽含维生素 B_1、维生素 B_2 不多，但含足量的维生素 B_{12}。

❁ 蛋类

蛋类的氨基酸含量配比全面，接近人体氨基酸的构成。世界卫生组织在 1950 年就把全蛋作为人体氨基酸的模式，蛋类的蛋白质含量都在 10% 以上。

蛋的脂肪呈乳状，存在于蛋黄中。蛋黄中虽然胆固醇的含量高，但所含

表 5-1 鱼肉蛋白质与其他动物蛋白质的比较

食品	蛋白质（%）	食品	蛋白质（%）
鲤鱼肉	18.9	鸡蛋	13.4
鲢鱼肉	17.3	鸡肉	21.3
小黄鱼肉	18.8	牛肉	19.7
鲜牛奶	3.5	猪肉	17

表 5-2 各种蛋类蛋白质含量（克 /100 克）

名称	含量（克）	名称	含量（克）
鸡蛋	14.7	鹅蛋	13.1
鸭蛋	12.2	鸽蛋	10.3
松花蛋	13.1	鹌鹑蛋	12.3

的钙、磷、铁和卵磷脂也多，是婴儿补铁的重要食物来源，所以婴儿4个月时就可以喂食蛋黄。

有些父母认为，刚下的新鲜鸡蛋富有营养，所以给婴儿吃生鸡蛋。其实生鸡蛋中有0.05%的寄生虫；另外，生蛋白含有抗生物素物质。因此，吃生蛋会引起体内生物素减少，易使婴儿患皮肤病和婴儿湿疹。生鸡蛋是半流状及胶体状，与消化液接触面少，不易消化，消化率只有50%～70%，而熟蛋的消化率为90%。所以，婴儿4个月后加辅食，应先加煮老的蛋黄，以后再加蒸蛋羹，但不能吃生鸡蛋。

❀ 豆类

豆类是植物性蛋白质最好的来源，不仅含量高，而且和谷类食物同吃，可发挥蛋白质的互补作用。豆的外皮含粗纤维多，半岁前不宜食，但因富含维生素 B_1、维生素 B_2、叶酸和铁、磷等无机盐，可作为吸收率好的婴儿的价廉物美的添加类辅食食品。所以在婴儿半岁后就可以逐渐食用豆浆、豆腐、豆沙等豆制品。

❀ 对维生素类食物的需求

蔬菜和水果都是维生素和矿物质重要的来源，含水分多，含热量和蛋白质少。绝大部分蔬菜含有较多的纤维素和果胶，可以增加婴儿的食量和通便。纤维素刺激胃肠的蠕动和消化液的分泌，促使粪便排出，起到清洁肠道的作用。从这个意义上来说，蔬菜水果好比是肠道中的扫帚。半岁后的婴幼儿，吃多了蛋白质食物后易患便秘，所以应添加菜泥，但也不宜吃得过多。

一般来说，叶菜中含有的矿物质和维生素较丰富，其中含量最丰富的是胡萝卜素和维生素C；蔬菜颜色越深，含胡萝卜素越多。胡萝卜素在人体肠黏膜或肝脏内经酶的作用下能变成维生素A。

水果成熟后会产生各种香味。水果中的甜味是糖类，例如芒果和菠萝中含蔗糖，无花果和枇杷中含果糖，橘子和葡萄中含葡萄糖。水果中的酸味是柠檬酸、酒石酸及苹果酸，这些有机酸有助于消化。因此，饭后或两餐之间给婴儿喂些果泥较好。水果的涩味是单宁酸引起的，未熟的果皮中单宁酸的含量比果肉中高3～5倍。婴儿腹泻，将生香蕉压碎，加入奶中给其喂食能止泻，也主要是单宁酸所起的作用。

婴儿对油脂类食物的需求

油脂是热量的来源及脂溶性维生素的载体。婴儿身体储存的脂肪可供急需时动用，并有御寒和保暖的功能。用母乳喂养的婴儿，其摄入脂肪的热量较蛋白质要多 2 ~ 3 倍。新生儿摄入母乳脂肪后，约 80% 能被吸收，以后很快可增加到 95%，因为母乳中的脂肪容易被吸收。但对牛奶的脂肪，婴儿每千克体重仅能吸收 3 ~ 4 克，过量就会形成脂肪酸钙，由粪便排出。

脂肪分两种，这两种脂肪过多或者太少，对婴儿都不利。一种是在室温内可以凝结固定的油，含饱和脂肪酸比较多，它们绝大多数是动物油，熔点高，吸收率低。所以，婴儿吃肉类过多，容易造成消化不良、面黄肌瘦、厌食和挑食。另一种是含不饱和脂肪酸多的植物油，在室温内是液体，熔点低，吸收率较高；而且有几种多不饱和脂肪酸在人体内不能合成，食物内供应不足或缺乏时，会引起婴儿体重下降，皮肤干燥、变厚，以及引起维生素 A、维生素 D 缺乏症，如干眼病和佝偻病，也容易患婴儿湿疹。母乳喂养的婴儿一般不会缺乏不饱和脂肪酸；加辅食的婴儿则应适量吃些植物油、花生酱、芝麻酱、核桃酪等。

此外，白糖常常作为调料，但多食对婴幼儿没有好处。不但易生龋齿，且食欲好的婴幼儿多吃甜食，容易形成脂肪堆积。蜂蜜有润肠作用，空腹时饮用对便秘的幼儿有效（不建议三岁内的小儿食用）。

以上四大类食物中包括了平衡膳食的六大营养素。在托儿所、幼儿园和家庭中，均要根据这个原则，每日合理地搭配好食物，才能使婴幼儿沿着科学的道路健康成长。

幼儿对食物
有哪些特殊要求

婴儿时期是机体旺盛发育的最好时期，尤其婴儿是出生的第一年。婴儿越小，新陈代谢越旺盛，生长发育也越快，因此，此时其对热量和各种营养素的需要也特别多。成人应该了解婴儿的生理需要，提倡从小对婴儿进行混合喂养，使其营养摄入达到供需平衡、搭配合理。婴儿和成人一样，也需要四大类食物，组成有充足热量，及保证婴幼儿生长发育所必需的各种营养素的平衡膳食。

幼儿身体继续以较快速度发育

幼儿体重的增长速度虽比婴儿时期慢，但还是比以后的各年龄组快。因此，这时期幼儿每千克体重需要的热量与蛋白质也相对较多。

幼儿身体的发育有季节性特点。5 ~ 8 月，幼儿的身高增长速度较体重增长速度快；9 ~ 12 月则相反，体重增长速度比身高的增长速度快；1 ~ 4月则两者大致呈同步增长态势。另外，幼儿在夏季容易患胃肠疾病，冬春容易患上呼吸道感染及其他传染病。因此，在保证热量与各种营养素平衡供给的同时，幼儿在夏季要特别注意矿物质和维生素的供给，以保证骨骼的生长发育。冬、春季要摄取充足的热量、优质蛋白质及各种维生素。夏季应特别注意保证饮食的鲜、洁、质优及饮食卫生，控制冷饮的食用，保护胃肠道健康。

❀ 大脑与神经系统的发育

1 岁婴儿的大脑重量已达到成人的 70% ～ 75%。幼儿时期大脑重量的增长明显减慢，但大脑功能的发育却比较快。在分辨、思维、语言表达、肌肉运作的协调等方面都有明显的进步。例如，多数幼儿在 1 岁半时，在大人的帮助下能自己拿勺吃东西，2 岁时能独立用勺吃东西，2 岁半后能分别吃碗里的饭和盘里的菜。智力的发育也很显著。

但在我国部分地区的调查中发现，3 岁以前幼儿的智力发育有的呈"鞍马形"发展的现象，可能与这期间幼儿的膳食结构搭配不当，以致营养摄入不足，以及与没有适时地进行智力训练有关。

大脑组织和智力的发育需要有全面的营养，特别是充足且优质的蛋白质、脂肪和脂类、矿物质、B 族维生素、维生素 C。因此，幼儿的膳食中要经常有肝类、蛋类、鱼虾、豆制品、芝麻酱、新鲜蔬菜等有利于大脑发育的食物。

❀ 味觉与消化器官的发育

发育正常的幼儿，3 岁（或稍晚一二个月）时的 20 颗乳牙已长齐全，具备较强的咀嚼能力。这时最重要的是鼓励他们多咀嚼食物，并学会两侧咀嚼。

加强咀嚼锻炼有三个好处：

（1）有利于碎化食物，减轻胃肠负担，消化吸收到更多营养成分。

（2）有利于嚼肌与下颌骨发育，使面部丰满，让恒牙正常生长。

（3）有利于牙齿的洁白，预防龋齿。

幼儿中常见的吃东西囫囵吞枣、漏饭、饥饱无度，都是不注意培养咀嚼的结果。幼儿的胃肠消化功能已相当完善，可以接受类似成人的正常饮食。不过由于其胃的容量还比较小，因此，1 ～ 2 岁每天仍宜保持 5 餐，2 ～ 3 岁可减为 4 餐，并逐渐加大三餐的分量。由于幼儿的胃肠组织还比较娇嫩，因此其食物应坚持"四要四不要"的原则。即坚持质优、鲜、洁、温的原则；不要吃过于粗糙、刺激性强、难消化的食物，也不要吃过冷的食物，以免损伤胃肠或降低胃肠的功能，引起胃肠道疾患。

幼儿到 3 岁时，味觉也已基本完善，能分辨和品尝出各种不同的滋味。因此应尽量扩大食物品种，使他们适应和接受各种口味，避免偏食。

2 岁以下的幼儿是我国缺铁性贫血症发生率最高的年龄组。主要是乳类中含铁量过少，而在婴儿期辅助食品添加不当，1 ～ 2 岁时又处于膳食方式改变的阶段，没有及时注意科学配餐的结果。

表5-3　2～3岁幼儿各餐食物分配表

餐别	粮谷类	蔬菜类	肉蛋类	水果	牛奶
早餐	1	—	1	—	—
午餐	1	1.5	1	—	—
下午加餐	0.5	—	—	1	—
晚餐	1	1.5	1	—	—
晚（或下午加餐）	—	—	—	1	1
合计	3.5	3	3	2	1

说明：

（1）粮谷类中除面粉、大米外，还要适当搭配玉米面、小米、燕麦片等粗、杂粮。

（2）蔬菜类应以绿叶菜和橙色菜为主，至少占一半以上。水果应尽量用柑橘、橙、山楂等含维生素C较多的品种。

（3）肉、蛋类包括肉、禽、鱼虾、豆类。每周应保证50克肝类（猪、鸡、鹅肝均可）的摄入，可分1～2次吃。鱼虾类可适当使用虾皮、鱼松、小杂鱼等含钙量较高的品种。每周要有50～75克豆类的摄入，包括赤豆、绿豆、大豆制品（按大豆折合）。此外，还应尽量用些腔骨、排骨煮汤，以便得到较多容易吸收的钙、铁等矿物质。

幼儿膳食需要合理搭配

根据中国营养学会推荐的每日膳食中营养素供给量，我们制定了幼儿膳食的食物组成，并合理分配到主餐与加餐中。

为了便于掌握，现规定1袋奶（250毫升）为1份，粮、菜、肉类50克为1份，蛋类以1个鸡蛋为1份，因而2～3岁幼儿各餐的食物分配可按表5-3的比例实施。

1～2岁幼儿每份膳食的数量（粮、谷、肉）可按40克计算。幼儿园1～3岁的日托班可按2～3岁的量酌减。

表5-4　各年龄组食物加工烹调要点

食物种类	1～2岁	2～3岁	3岁以上
冷加工			
肉类	成末	末、细丝、小片、小丁	末、丝、片、丁、块
肝	成末	末、小片、小丁	片、丁、块
小排骨	煮汤去渣	煮汤去渣	小块
鱼	去刺、骨，成末	去刺、骨，成末	由去骨刺大块过渡到带骨大块
虾	取仁成末	取仁整食	取仁或去头带壳
鸡鸭	去骨成末	去骨后同肉类加工	由去骨大块过渡到带骨大块
豆腐	成末	丁、片	丁、片、块
豆腐干	丁、片、丝	丁、片、块、丝	丁、片、块、丝
干豆	泥	泥	泥或整煮极烂
鲜菜	成末或泥	丝、丁、片	丝、丁、片、块
热加工			
米类	粥（加菜或不加菜）	粥、烂米饭	软米饭
面类	细薄面条、面片、不带馅的发面食品	面条、面片、包子、肉卷、水饺	同前
粗杂粮	粥、糊	粥、糊、烂米饭、发糕	同前
荤素菜	与主食一起煨粥	煮、炖、烧、蒸、氽、炒，部分可炸	煮、炖、氽、烧、蒸、炒、煎、炸

问：我的儿子两岁，从断奶后开始厌食，查钙稍低，给予常规补钙补锌后也未见好转。体形稍小，智力正常，体重 11 千克，请问有什么好方法能让孩子多吃吗？

答：首先要多晒太阳，可以促进钙的吸收；其次要多进行户外活动，宝宝活动量大了，胃口才能好；还可以在临睡前让宝宝喝一杯奶。凌晨 2 ～ 3 点，人体最容易缺钙，这样不仅补了钙，还有利于宝宝的睡眠。当然也可以给宝宝吃点维生素 D 制剂和鱼肝油。

为适应幼儿的咀嚼、消化能力，同时也为了预防意外事故，幼儿膳食的加工烹调应与成人有所区别。

下面介绍一下幼儿常用食物的烹调方法。

肉粥
材料
米饭、肉末、盐、葱末。

做法
把葱末切碎炒过后，加入碎肉末做成丸子，放在鲜汤内煮。开锅后再将米饭放入一起煮，待其熟时加入少许盐，有淡咸味即可。

说明
鲜汤内有一些溶解的含氮浸出物和少量脂肪，可增加鲜味，提高食欲，同时可以补充动物蛋白质，适合 4 个月大的婴儿食用。

什锦粥
材料
大米、胡萝卜、小白菜末、鲜汤、盐。

做法
先将大米做成大米粥，再将小白菜末煮软。在煮好的大米粥内放入鲜汤，和菜末共同煮一会儿，随后放入调味品。

📋 **说明**

增加蔬菜的营养，补充维生素。适合 6 个月大的婴儿的平衡膳食。

麻酱小花卷

🍲 **材料**

发面、油、盐、芝麻酱。

🍲 **做法**

将发面制作成片，放油、盐、芝麻酱卷好，切开，拧成花状，上蒸锅蒸
15 ~ 20 分钟。

📋 **说明**

发面比死面好消化，面粉发酵的过程会破坏面粉中的植酸盐，便于钙的
吸收。芝麻酱含钙、磷、铁较高，有利于婴幼儿的生长发育。

小包子

🍲 **材料**

发面、青菜、肉、盐。

🍲 **做法**

将发面做成皮，肉末和青菜等做成馅，包成小包子，蒸 15 分钟。

幼儿到了半岁以后，消化系统已增强，有些孩子会因挑食而缺钙、缺铁。
这时要多吃带馅食物，在包子馅和饺子馅中做文章。要经常换馅的内容，也
可让馅多样化，如白菜、雪里蕻、胡萝卜、虾皮等。主食除大米白面外，鼓
励给半岁后的孩子喂些五谷杂粮，如白薯、玉米面粥，这样可使营养均衡。

白薯丸子

🍲 **材料**

切碎的白薯、面粉、鸡蛋、白糖。

🍲 **做法**

白薯洗净、切碎，煮软，把鸡蛋加入面粉中，再加入白糖和水搅拌均匀
后，将加工好的白薯放在一起，搅拌后做成丸子状；然后放置于容器中，随
后置于蒸锅内用中火蒸 10 ~ 15 分钟。

浇汁白薯
材料
白薯、肉末、白糖、淀粉。

做法
白薯去皮，煮软后切碎，把肉末切碎后放锅内，加酱油、鲜汤，用中火煮；把淀粉调匀后倒入锅内，搅拌均匀做成汁；最后把做好的汁浇在白薯上。

说明
白薯含双糖，易消化，甜度适宜，5个月大的婴儿可食用。

煮水果白薯
材料
白薯、苹果、蜂蜜。

做法
把白薯洗净、去皮后，切成薄片，把苹果洗净去皮、去心后也切成薄片；然后把白薯和苹果的薄片交替放入锅内，加少许水，用微火煮，煮好后放入蜂蜜。

说明
补充维生素，适合于便秘的幼儿食用。

烤玉米饼
材料
玉米面、脱脂奶粉、调好的鸡蛋、面粉、油。

做法
把玉米面、脱脂奶粉及调好的鸡蛋混合，然后加入面粉和少许水，合在一起，做成小饼。平底锅内放油加热，再把做好的小饼放入锅内，用微火烤至两面焦黄为止。

说明
粗粮细做，能提高蛋白质的利用价值。适合1岁以上的幼儿食用。

❋ 蛋白质类食物：肉、禽、鱼、蛋、豆类
1岁后的婴幼儿，消化能力明显增强，胃肠道已能分泌蛋白酶，较粗的

动植物纤维也能耐受，辅食形态可从泥糊状转入碎末状。食物要逐步多样化。另外，1岁小儿的肾脏已发育至能够代谢食盐。因此，1岁后小儿的饭菜里可以适量加一些盐。

人体的肌肉、骨骼、皮肤、血液等一切细胞组织都是由蛋白质组成的。幼儿处在生长发育的重要时期，各组织器官不断增长，都需要蛋白质作为生长的原料。

蛋白质能增强幼儿机体的抵抗力，提高中枢神经系统的兴奋性，使其脑神经细胞逐渐成熟。每克蛋白质能产生17焦热量，是幼儿机体热量的来源之一。所以，幼儿的膳食中蛋白质必不可少。

猪肝丸子

材料
猪肝泥、面包渣、调好的鸡蛋、淀粉、肉汤。

做法
把猪肝泥、面包渣、鸡蛋、淀粉混合均匀后做成丸子，把肉汤煮开后，再将丸子放入肉汤中煮熟。

猪肝豆腐

材料
猪肝、豆腐。

做法
猪肝放在开水中，煮后切碎，豆腐放在开水中煮一下，切碎，然后把猪肝、豆腐放入锅内，加肉汤一起煮，最后加入调料。

说明
猪肝含铁及维生素 A、维生素 D 较多，有益于小儿铁及钙的吸收。豆腐含植物蛋白质多，两者能起到互补的作用。

肉泥丸子

材料
猪瘦肉、鸡蛋、淀粉。

做法

猪瘦肉洗净，挤干水，剁成肉末，再用刀背将其剁成肉泥状。在肉泥中加入水、盐、蛋清、淀粉、味精调匀，捏成小圆形肉丸，投入 70℃～80℃的水中，开锅 5 分钟后捞出即可。

说明

制成肉泥丸子，可使之容易消化，补充优质蛋白。

烩鸡肉

材料

鸡胸肉、洋葱碎、胡萝卜干、土豆、青椒丁、盐。

做法

把鸡胸肉涂上盐后，切成小块，放入锅中，并加入蔬菜、肉汤一起煮；待蔬菜煮软后放少许盐，有淡淡的咸味即可。

说明

鸡肉含蛋白质高，味道鲜美，加入蔬菜后有特殊的味道，可改换挑食幼儿的口味。

鱼丸子

材料

鲜鱼、鸡蛋、淀粉、水、盐。

做法

鱼洗净后去头，从脊背处将其横切成两片，去鱼皮、鱼刺，用刀背将鱼肉剁成鱼泥；在鱼泥内加入水、盐、蛋清、淀粉，调匀，捏成圆形小鱼丸，投入 70℃～80℃的水锅中。开锅 5 分钟后捞出备用，也可直接食用。

说明

鱼肉纤维短，易消化，可补充小儿必需的组氨酸。

鱼虾糊

材料

鱼、虾、盐、淀粉、白糖、酱油。

做法

将鱼放入开水中，煮后去皮、骨，和虾肉一起切碎。把鲜汤放入锅内，加入白糖和酱油，再把切碎的鱼肉、虾肉放入锅内与其一起煮，边煮边搅拌均匀，煮至糊状时停火。

说明

鱼和虾都是优质蛋白，做成糊状，适合 4 个月大的婴儿食用。

蒸鱼饼

材料

鱼段、切碎的熟胡萝卜、青菜、洋葱、鸡蛋。

做法

鱼煮后，去骨、研碎，然后放入切碎的青菜、洋葱、胡萝卜、调匀的鸡蛋，和少许盐混合均匀后放入蒸锅内，用中火蒸 7 ~ 8 分钟。

蛋黄泥

材料

鸡蛋。

做法

将鸡蛋洗净，煮 10 分钟，泡于冷水中，再将蛋黄取出，用汤匙捣烂。也可将蛋黄泥用牛奶、米汤等调成糊状后食用。

说明

适合 4 个月以后添加辅食的婴儿，可从 1/4 个蛋黄开始，逐步增加至 1 个整蛋黄。

什锦蒸蛋羹

材料

鸡蛋、豆腐、鸡肉末。

做法

把豆腐放入热水中煮，控水后，把豆腐研碎过滤，随后把鸡肉末研细，再将鸡蛋调匀后加入鸡肉末、豆腐混合，加入调料拌匀，上锅蒸 10 ~ 15 分钟即可。

📖 说明

此羹细嫩且软，5个月大的婴儿已开始能吃整蛋。加入鸡肉末和豆腐，可提高蛋白质的营养价值。

蛋饺

🖼 材料

鸡蛋、肉末、葱末。

🗂 做法

将肉末和葱末放入锅内炒，将鸡蛋调匀，并放入少许盐。把平底锅清理干净后，将鸡蛋在锅内推成圆片状，半熟时，将肉末和葱末放在蛋片内的一侧，将另一侧折回重合后就做成了蛋饺。可以蒸后食用。

紫菜蛋卷

🖼 材料

鸡蛋、菠菜、紫菜、油、盐。

🗂 做法

把菠菜放入开水中焯软，撒上盐后，再把水挤出；把鸡蛋调匀，放在平底锅内摊成薄饼，然后把紫菜和菠菜放在蛋片上卷成卷，随后切成小段，上锅蒸熟即可。

什锦豆腐

🖼 材料

豆腐、香菇、胡萝卜、扁豆、肉汤、肉末、白糖、酱油。

🗂 做法

将豆腐放在开水中焯后控去水，胡萝卜、香菇切碎备用；把肉末放入锅内，加入少量肉汤、白糖、酱油，再把胡萝卜、香菇和切碎的豆腐一起放入锅内，煮至收汤为止。

📖 说明

此菜含有的食物多样化，营养素平衡，适合已能吃软食的幼儿。

❋ 蔬菜、水果类

水果、蔬菜虽然不提供热量，但含有丰富的纤维素、矿物质和各种维生素，是幼儿生长发育不可缺少的物质，能增强消化液和食物的接触，促进胃肠蠕动和食物残渣的排泄。多吃蔬菜对小儿的生长发育有着重要作用。婴儿在 3 ~ 4 个月时，消化系统已能接受果泥、菜泥来代替果汁与菜汁。

一般家庭总是要为新生儿准备一两瓶橘子水，其实橘汁中除了含有些白糖、色素、糖精外，并不含维生素 C。因此，从婴幼儿健康发育的角度考虑，父母们要学会自己制作果汁。

蔬果汁

🍲 材料

水果、蔬菜。

🍳 做法

将苹果和菜类切碎。蔬菜可用菜花、白菜、胡萝卜，而勿用绿色青菜。因青菜中含草酸多，会与食物中的钙结合成不溶性的草酸钙。将水烧开后倒入菜末，盖上盖，开锅后离火；待 10 分钟后，取汁加白糖。

📖 说明

开锅后不要马上开盖，以防止维生素 C 氧化；待 10 分钟后，可使菜中的维生素溶于水。

西红柿汁

🍲 材料

西红柿、白糖。

🍳 做法

西红柿用热水烫后，去皮切碎，用双层纱布包好，挤汁后加入白糖。

📖 说明

鲜汁内含有大量水溶性维生素，因未加热，不会破坏其营养素。西瓜也可切碎后挤水食用。

小豆南瓜

📇 材料

切碎的南瓜、煮熟的红小豆、白糖、盐。

🗂 做法

煮软切碎的南瓜与煮熟的红小豆一同放入锅中，加白糖、盐一起煮，边煮边搅拌，直至煮烂为止。

📋 说明

红小豆不仅含纤维素，而且含有丰富的 B 族维生素和赖氨酸。适合 1 岁左右的幼儿食用。

肉汤南瓜

📇 材料

南瓜、鸡胸肉、切碎的虾、香菇、酱油。

🗂 做法

把南瓜和香菇都切成小丁，把鸡胸肉切成碎丁，和南瓜、香菇丁、虾碎一起放入锅内，加肉汤煮，熟时放入少许酱油。

📋 说明

散发着鲜味，既可补充蛋白质，又有南瓜和菌类的营养。

Chapter 6

宝宝消化不良怎么办

　　婴幼儿生长发育快，需要很多营养物质，消化器官的负担比较重。同时，宝宝的消化器官发育不够完善，胃酸和消化酶的活力较低，对食物的耐受力较差；喂养和护理稍有不当，就会出现消化不良和腹泻。

　　治疗婴幼儿消化不良的饮食疗法，主要在于减轻其胃肠负担，清除细菌在肠道上段滋生的条件，从而断绝食物在婴幼儿的肠内产生异常的产物。

消化不良的
三种类型

....

　　婴幼儿消化不良亦称婴儿腹泻或婴幼儿急性胃肠炎。婴幼儿的胃肠和身体调节功能差，若喂养和护理稍有不当，就会出现消化不良和腹泻。

....

❧ 单纯性消化不良

　　这是一种多发病，指的是非感染性病因所致的腹泻。特点是发病急，病程短，不发热或有低热。患儿精神正常或稍有不安。大便次数多在一日 10 次以下。大便呈黄绿色，内含水和少量黏液，有时夹杂白色皂块状物或呈蛋花样。量不多，偶尔有肠鸣。

❧ 中毒性消化不良

　　这是一种因肠道感染而引起的消化不良或腹泻。患儿常出现 40℃ 的高热，大便次数多在一日 10 次以上，呈水样，自肛门喷出，还可能伴有呕吐现象。患儿精神萎靡，面色苍白，四肢发冷，哭声无力，神情淡漠或烦躁不安。严重者很快会发展为脱水、酸中毒、昏迷、抽搐。

　　发生中毒性消化不良时，应立即送医院治疗。

秋季腹泻

在 8 月中旬到 11 月下旬，患儿发生上呼吸道感染、发热时，往往伴有水样或蛋花样腹泻，严重者还会出现脱水现象。常伴有烦躁不安。如果没有并发其他疾病，一般 1 周左右就能自然痊愈。

消化不良的病因

婴幼儿的消化器官发育不够完善，胃酸和消化酶的活力较低，对食物的耐受力较差。婴幼儿生长发育快，需要很多营养物质，因此，其消化器官的负担比较重。同时由于婴幼儿的中枢神经系统发育不够完善，神经调节功能较差，故胃肠容易受各种因素影响，从而发生消化功能障碍。

❧饮食因素

（1）饮食不定时定量，不利于消化器官建立正常反射。

（2）进食过多或不足，胃肠负担过多或长期饮食不足，消化功能低下，会因增添辅食而出现消化不良。

（3）过早添加辅助食品和添加的方法不当。

（4）断乳过早。

由于食物的种类、数量或饮食习惯的突然改变，使胃肠道不能适应，导致婴幼儿的消化功能发生障碍，造成食物消化不够完全，产生异常的中间产物，刺激肠壁，使蠕动增加；而腹泻、消化不良给肠道细菌的滋生创造了良好条件。肠道上段本来细菌少，此时却大量繁殖。这些细菌虽大多为非致病菌，但食物经过它们的作用，化酸变腐，生成异常的产物。这些产物不但会对肠壁产生强烈的刺激，而且可能会导致腹泻甚至中毒。

气候因素

（1）出汗多，靠吃奶解渴，增加负担。

（2）出汗多，排尿少，影响体内代谢及废物排出。

（3）对体温调节能力差，气温高，体温上升，影响消化液产生。

（4）腹部不保暖而受凉，使肠蠕动增快。

消化不良的症状

一日大便次数 3 ~ 8 次，绿色或黄白色水样便，出现溢乳、脱水的情况，营养素和微量元素排出体外。

❧脱水

轻度脱水：5%以下体重。

中度脱水：5% ~ 10%以下体重。

重度脱水：10%以上体重。

❧酸碱平衡失调

（1）严重腹泻不但失水，而且会失去碱性物质。

（2）脱水后，尿量少，酸性化产物不易排出。

（3）进食少，消化吸收不好。

❧其他症状

低血钙症：神经兴奋性增高，致四肢肌强直，烦躁不安，手足抽搐。

低血钾症：腹胀，腹鸣音减弱，全身无力，肌张力降低，腱反射减弱，心音低钝，心肌麻痹。

其他症状：发热，体温不超过 39℃，轻度肝大，重者有昏迷症状，吐茶渣色液。

消化不良的饮食疗法

减轻胃肠负担，清除细菌在肠道上段滋生的条件，断绝食物在肠内产生异常的产物。根据胃肠功能的恢复，逐渐调整食物种类和数量。

🌿禁食

减轻胃肠负担，清除细菌在肠道上段滋生的条件，断绝食物在肠内产生异常的产物。根据胃肠功能的恢复，逐渐调整食物种类和数量。

早期宜禁食8～12小时，严重时禁食12～24小时。禁食期间要补充水分。可用淡葡萄糖水（100毫升开水加5克葡萄糖）、淡红茶水、焦米汤交替喂食，并少量频繁地补充。

🌿喂养

腹泻停止后，母乳喂养每次要减少时间（约喂5分钟）。人工喂养也要用稀释奶，也可以暂时用脱脂奶、温热的酸奶。待患儿恢复正常后，再按正常方法喂养，并养成定时、定量，有规律地进食的习惯。

对因喂养时间、数量不规律引起的腹泻，应养成有规律地喂养。两次喂养之间应有一定间隔，每次喂养母乳应有一定时间，配方奶应有适宜的量，应随着婴儿月龄的增长而逐渐增加。

❀辅食

因添加辅食不当引起腹泻的，应暂时停止添加辅食。腹泻痊愈后，再从少量开始添加，品种不要过多。

❀脱乳糖蛋白奶

人工喂养的婴儿，如果发生腹泻，可以尝试喂脱乳糖蛋白奶。

乳类中所含的糖是乳糖。当婴儿消化乳糖的酶活性低时，会导致乳糖消化不全，部分乳糖在肠内发酵和增加渗透压，从而引起腹泻。因此，必须将乳糖设法除去。

方法是：待鲜牛奶煮沸冷却后，加少量柠檬酸水溶液，牛奶中的蛋白质即可分离出来。乳糖大部分都在乳清里，需弃之不用。将沉淀下来的乳蛋白加入与牛奶等量的稀米汤中搅匀，使之成为混悬液体。再加入 3% 的糖，按正常方法喂养。绝大部分患儿一天或几天内都能恢复正常。

消化不良的
食物调治方法

焦米炒焦后，淀粉变为糊精，部分变成碳。糊精易于消化，碳有吸附肠道气体与毒素的作用。适用于消化不良与腹泻较重的婴儿。

稀释奶

用鲜牛奶加水或者稀米汤稀释。常用的有：

（1）1份奶加2份水，加5%糖。适用于早产儿、新生儿和消化不良的婴儿。

（2）1份奶加1份水，加5%糖。适用于2周内婴儿及消化不良的婴儿。

（3）2份奶加1份水，加5%糖。适用于稍大的婴儿及消化不良的婴儿。

鲜牛奶加5%糖，煮沸后冷却，慢慢滴入5%的乳酸液或4%的柠檬酸液，边加边搅，使其成细颗粒状，静置片刻后即成（前者约需5毫升，后者约需4毫升）。如果没有乳酸液，加鲜柠檬汁或橘汁也可，用量大约为6毫升。如需稀释，可按鲜奶稀释的方法进行，常用于消化不良的婴儿。加酸性食材后不能再煮，否则会出现不易消化的乳块。未冷却时加酸或酸加得太多，易出现粗硬凝块。

脱脂奶

用脱脂奶粉配制：取125克脱脂奶粉，加少量温水，调成均匀的糊状，再慢慢加入温水，边加边搅拌，煮沸后即成。用量按正常的鲜奶量即可。

用鲜奶配制：将牛奶煮沸，冷却后去奶皮，如此反复 3 次。这样的奶所含脂肪量仅为 0.1 ~ 1.0g（鲜奶含脂肪 4%）。

脱脂奶适宜呕吐、腹泻、消化不良的婴儿饮用。

焦米汤

大米洗净，晾至半干，小火炒至焦黄色。100 毫升水加 10 克焦米，小火煮 1 小时，滤去残渣，再煮沸。焦米炒焦后，淀粉变为糊精，部分变成碳。糊精易于消化，碳有吸附肠道气体与毒素的作用。适用于消化不良与腹泻较重的婴儿。

炒奶糕

将奶糕用小火炒至淡黄色，按正常比例配制成奶糕糊。其作用与焦米汤相同。

淡茶水

取红茶少量，用开水冲泡，当作水饮。每天 4 次，有兴奋、强心、利尿、收敛、杀菌的作用，适用于胃肠炎。注意晚间不要饮用，以免影响睡眠。

苹果泥汤

取熟透的苹果 500 ~ 700 克，洗净后刮成泥，加在淡茶水中。适用于 1 岁以上的痢疾和腹泻患儿。

Chapter 7

宝宝营养不良怎么办

　　婴幼儿的胃肠功能娇嫩，一旦长期喂养和护理不当，就会形成消化不良，久了就会变成营养不良。婴幼儿营养不良，中医上称作"疳症"，指的是摄食不足或食物不能被充分吸收，导致机体能量的摄入缺乏，进而不能维持正常的新陈代谢，出现体重减轻，身形消瘦的情况。前期表现为表情淡漠，容易激动；中期表现为身形水肿，皮肤溃疡；后期则会出现低血糖，肝中脂肪增多的情形，严重的甚至还会出现死亡。

营养不良的
三大类型

....

　　婴幼儿胃肠功能娇嫩，长期喂养和护理不当，易形成消化不良，如未能引起家长的注意，久了就会变成营养不良。其病症分为消瘦症、重度蛋白质缺乏症及严重的蛋白质、热量缺乏症（又称恶性营养不良）三类。

....

消瘦型营养不良症

　　这种病症主要是缺乏热量。特点是婴幼儿的头比胸部大，肩胛骨突出，看上去头好像插在一个骨架子里，四肢瘦小，膝盖肿大。患儿表情淡漠，容易激动和发怒。睡在床上时，对周围环境没有任何表情及反应，很容易激动。这种病症常发生在1岁左右的婴幼儿身上。

患病原因

　　（1）母亲妊娠时的营养较差，影响胎儿出生后的生长。

　　（2）断奶过早，喂养不当，摄入的蛋白质和热量都不足。

　　（3）长期腹泻，胃肠道消化不良，未引起注意。

　　（4）饥饿。

治疗要点

　　（1）首先可添加易于消化的大米或小米稠汤（即米油），促使患儿胃肠蠕动，恢复正常功能。

（2）由于长期饥饿，消化道中的各种消化腺得不到食物来消化，已处于功能低下甚至萎缩状态，因而需要逐步添加少量易消化吸收的食物，促进其活动。如继续腹泻，还可增加焦米汤、焦面糊等收敛食物治疗。

（3）服用要素膳。这是一种由自然食物中各种要素组成的"食物"，这种"食物"不需要消化，可被直接吸收，并可给营养不良的腹泻婴幼儿提供高热量及高氨基酸。待患儿的大便成形后，即可开始由食用流质转为糊状、碎末状等固体食物，可增加服用量（一天 6 次以上），以获得热量。

🌺 重度蛋白质缺乏营养不良症

此症的特征是水肿、头发枯黄、无光泽、稀疏易脆、皮肤溃疡、腿脚浮肿、表情淡漠，新陈代谢和发育有关的各项功能都受到影响；连接组织的胶原、骨骼和皮肤等功能均被破坏。当孩子的营养不良加重时，脸变成圆形，皮下水分增加，这是由于蛋白质缺乏，导致细胞外液增加而引起的水肿。两三岁的孩子较易发生水肿，先从四肢开始，然后向上，逐渐发展到全身。

🌸 患病原因

（1）婴儿常期腹泻、呕吐、贫血、结核，以及患其他传染病，导致对蛋白质的吸收出现障碍或消耗过多。

（2）断奶后，以谷类为主要食物，不吃牛奶、鸡蛋、豆浆等，导致膳食中没有足够的蛋白质。

（3）水肿的原因是血清蛋白降低。早期水肿是间歇性的，直到血清蛋白低于 3g/L。当蛋白水平降低到 2.5g/L 时，水肿就会长期持续下去。这种病症易发于 1 ~ 3 岁的婴幼儿。

🌸 治疗要点

除接受消瘦型营养不良的治疗外，还要加快增加富含高蛋白食物的速度，如蛋黄、肉丸、鱼丸、肉松、牛奶蒸蛋等。用高蛋白饮食治疗 1 ~ 5 周后，水肿即会逐渐消退。

🌿严重蛋白质、热量缺乏症（恶性营养不良）

血液循环中的低蛋白是严重缺乏蛋白质的主要生化指标。

这种恶性营养不良除了包括前面两种病症的全部症状外，还会出现低血糖，这是造成死亡的主要原因。当病情严重时，孩子对周围的一切表现出淡漠、缺乏兴趣的状态，大脑的活动降低，细胞水肿，血清氨不正常，肝中脂肪增多。一旦患上这种恶性病症，就需要住院治疗。

低血糖的孩子常在清晨时发作，因为头天晚餐一直到次日早餐空腹的时间太长，会引起全身无力、头晕，甚至昏迷。发病时，孩子由于需要吃力地去呼吸，有时肌肉抽搐，然后震颤、惊厥，如不立即抢救，5 ~ 15 分钟即可死亡。此时必须用 25% 高渗葡萄糖液体，每 3 小时喂其一次，以阻止低血糖引起的死亡。待病情好转后，可按消瘦型饮食方案治疗。

哄骗喂食，
容易产生逆反心理

2～4岁的幼儿，胃肠消化功能已相当完善，乳牙已基本长齐，具备了较强的咀嚼能力。同时大脑发育较快，智力发育也很显著，对各种新鲜事物比较敏感和好奇，对食物已有分辨和挑选的能力。

龙龙的父母生怕他偏食，辛辛苦苦为他做饭，他却一口不吃就跑，父母则不惜手段地追和哄骗，给他吃高糖、高脂、高热量的巧克力、冰淇淋、雪碧、可乐……这样做，孩子不可能有正常的食欲。

吃饭时不随他，就会产生逆反心理，挑挑拣拣，脾气很坏；强迫他吃，就会引起他的恶心、呕吐和厌食。为了想纠正偏食，反而促进了偏食。所以父母安排的食谱必须与孩子的嗜好无关。如果不吃，就停止喂食，而不要另做或找代替的食品。必要时，一两天内多给他些水喝，饿不坏就行。不要强迫他吃，不要哄骗、威胁，更不要乞求他吃。吃也好，不吃也好，父母要装作不关心的样子。必须改变那种"多喂一口是一口"的想法。

🥢 为瘦小的龙龙安排一份食谱

婴幼儿时期是身体发育最好的奠基阶段，这一时期的营养是否适当会影响其以后的健康、智力、劳动与创造能力。同时，婴幼儿时期在饮食习惯的养成上有很强的可塑性，因此这一时期要根据他们的生理特点妥善安排好，使他们获得充足而不过量的热量和营养素。孩子也应该和成人一样，需要有一个混合且平衡的膳食食谱。

❀ 主食类

除了大米、白面外，要搭配玉米、小米、燕麦片、豆类等粗杂粮。龙龙长得矮小，头大脖子细，有鸡胸，说明体内缺钙、维生素 D、蛋白质和赖氨酸等营养素，要及时补上。可经常熬些豆米粥，因为豆类富含赖氨酸，而小米中的钙和铁要比大米高 3 ~ 4 倍。要多吃发酵的面食，因为面粉中含有植酸，易与钙结合，形成不溶性植酸盐，会降低钙的吸收率，经过发酵的面粉能去掉植酸。因此，对幼儿来说，发酵的馒头、包子、面包比死面的饺子、饼等更利于钙质的吸收。

龙龙从小没有胖起来过，主要是饮食没有搭配好，不吃淀粉类食物，而是完全依靠零食和鸡、鸭、肉提供热量。

一般出生后头 3 个月的孩子，其热量来源是乳汁中的乳糖和葡萄糖。3 个月后可以添加辅食时，要逐渐增加淀粉类热量的比重，幼儿时期就要以淀粉类热量为膳食中热量的主要来源。

❀ 副食类

龙龙爱吃鸡大腿，可以满足他，但必须同时让其将面包和馒头与之搭配着吃，还要吃些黄瓜、西红柿和青菜，这样可以帮助不好消化的炸鸡块快些进入肠道。

龙龙由于长期不吃蔬菜，体内缺乏膳食纤维，大便干结，每隔两三天拉一次，还要"开塞露"帮忙。对此，每星期最好搭配两次皮薄、菜多的馅饼、包子、饺子，烹饪时尽量少用味精，多用五香粉、花椒、糖醋、椒盐等调味，多变换食物的花样、种类，以帮助孩子顺利进食。孩子不应当有不吃的东西，其挑食和偏食往往都是大人造成的。

中医
是怎么治疗营养不良的

　　中医里没有"营养不良"的名称，但中医学对惊风、五软、五迟、龟背、鸡胸、疳积等症状的看法，与现代医学中对长期营养不良或慢性消耗症症状的看法有相似之处，尤其是疳积症。

　　疳积即脾胃的津液干涸。症状是：病儿面黄肌瘦，头皮秃洁，毛发焦稀，潮热自汗，尿白泻酸，肚大脐实，腮缩鼻干，两眼昏烂，揉鼻撬眉，斗牙咬甲，酷嗜瓜果、咸、酸、炭末、泥土，欲饮水等。这些症状与营养不良症很像。

🌿 疳积的原因

❀ 疳积与饮食有密切关系

　　因婴儿脏腑娇嫩，饮食太过或不及，均会使其脾胃受伤。古人云："少儿脏腑娇嫩，饱则易伤，乳哺饮食失常，不为疳积鲜矣。"又说："……令恣食甘肥，与瓜果生冷，及一切烹饪调和乏味……渐成积滞胶固。"可见古人对婴幼儿的饮食不但注意质量，也注意到生熟冷热，以防止影响婴幼儿胃肠的消化和吸收。

❀ 病后失调或用药过度而伤脾胃

　　婴幼儿为稚阳之体，脏腑娇嫩，易虚易实，胃中津液损耗，渐令疳瘦。古人云："小儿诸疳，皆因病后或用药过分，脾胃亏损，不能转化乳食。"

所以给婴幼儿用药时必须要缓和、谨慎。

❀ 先天不足

如父母体弱年老，妊娠期先天肾气不足，脏腑虚弱，就易为饮食所伤而酿成"疳"。古人云："人脏腑中有九虫，虫能发动为病，人脏实强则不能为害，若脏腑虚弱，则随出所动而生与。"认为疳积的发生与先天不足有关。

古人认为疳积是脾胃疾病。脾为先天之本，能腐熟水谷，将五谷化生为精微，洒陈于五脏之腑；脾可运化精微及布输津液。如果脾虚则会引起人体的精微不足，饮食不能化生为津，因而运输失职，全身气血不足，形成虚衰，进而引起肌肉消瘦，大便稀薄；水湿停滞，如泛滥于肌肤，则会造成水肿。

❧ 疳积宜常用食物治疗

古人常利用血肉有情之物，补身体之不足。疳积是脾胃虚损涉及其他各脏腑所致，可利用饮食调补的方法。

❀ 芡实米

磨碎后，熬成糊状。健脾止泻，用于脾虚不运、泄泻久痢。

❀ 山药

蒸熟后，压碎。益肾气，健脾胃，止泻痢，化痰涎，润皮毛。性味甘平，不寒不燥，补其不足，清其虚热。

❀ 薏仁米

熬成稀汤，婴儿喝汤，给幼儿喂糊。健脾益胃，化湿利水。可治疗脾虚湿困，泄泻水肿；亦能杀虫，治干湿脚气。

❀ 赤小豆

熬成稀汤，有清热利湿、行血消肿的作用。可治疗腿脚水肿，又可散血热之毒。

以上推荐的食物，都可以给已加辅食的婴幼儿逐步加量食用。

Chapter 8

宝宝肥胖怎么办

肥胖对儿童来说虽不是一种病，但儿童体胖后可能会导致行动迟钝、生活缓慢、学习成绩下降，有成为肥胖成人的可能。因为体重增加后，体内各内脏器官会堆积脂肪。那么，高脂血症、高血压、糖尿病等就会提前到来，从而使儿童患上"老年病"。

控制体重，要做到"少吃多动"。即要持之以恒地减少热能的摄入和增加热能的消耗。"少吃"不等于不吃，不要限制一切营养素的摄入；同时注意进餐时要"少量多餐"。"多动"则有两种方式，分"有氧运动"和"无氧运动"两种，对降脂的效果最明显。

别给孩子
种下肥胖的"苗子"

随着经济的发展、人们生活的改善，加上一些人不懂得饮食的合理搭配，导致肥胖儿越来越多。据我国各大城市的调查，目前肥胖的发生率在5%左右。据统计，10～13岁肥胖，到31岁还胖的人群占80%以上；10～13岁正常，到31岁还胖的则占20%左右。

肥胖儿的饮食规律有以下特点：吃得快、吃得多、爱吃甜食、爱吃肉、爱喝水、食欲好、不挑、不选、来者不拒、饮食不定量。吃得过多过快，狼吞虎咽，食物没有消化就下去了，导致没有饱腹感，热量过剩，从而产生肥胖。甜食是最容易被消化和吸收的营养素，吃多了会很快转为脂肪存储起来。肉类是含动物蛋白、动物脂肪最高的食物，加上大量喝水，加速了新陈代谢，进入体内的食物很快就被消化吸收了。

婴幼儿时期是生长发育最快的阶段，脂肪细胞也在这一时期形成。科学家认为胎儿从8个月到出生后1岁是人体脂肪细胞增殖的"敏感期"。对婴幼儿喂养过多，不但会使其脂肪细胞增大，更重要的是数目会增多。脂肪细胞一旦形成就不会消失，这为肥胖的产生奠定了物质基础。到了青少年时期，生长发育虽会消耗一部分热量，能使脂肪细胞暂时缩小，但细胞核不会缩小，细胞数也不会减少，就会引起成人肥胖症。所以肥胖儿的饮食要从小抓起，少吃甜食、肉食和零食，多吃能填饱肚子的蔬菜、水果、豆制品，每日三餐定时定量，还要增加活动量。

肥胖儿由于身体肥胖，行动不便，心理异常，很怕社交，不爱锻炼，不愿意活动，但是越不动就会越发胖。肥胖会促使横膈膜抬高，影响呼吸和血液循环，因此肥胖儿呼吸短促、易疲劳；而更不爱运动，就会更胖。

小玲儿出生不到一个月，喂四瓶牛奶已不够，她妈就在每瓶内都加上两匙淀粉，应付她的饥饿。小玲儿的确喂得又白又胖，一身肥肉，抱着她好像抱个"肉疙瘩"。

其实，这时已深深地埋下了肥胖症的种子。因为，在月子里的婴儿只有消化乳糖的酶，所以只能喂奶类，在奶中加淀粉是不对的。随着消化系统的生长发育，各种酶逐步发展完善，婴儿到三个月时才会分泌淀粉酶，这时才能给婴儿喂淀粉。如果在婴儿期淀粉类食物加得过早或过多，在婴幼儿体内就不能很好地进行运化与代谢，最终多余的糖会变成脂肪储存起来。

小玲儿肌肉长得不好，出现虚胖。那时的虚胖，不但是脂肪细胞增大，更重要的是脂肪细胞数目会增多。到青少年时，生长发育虽会消耗一部分热量，能使脂肪细胞缩小，但细胞核不会缩小，细胞数也不会减少。因此，种下了肥胖的"苗子"。

肥胖可分为三个等级

超过标准体重20%~30%为轻度肥胖症,30%~50%为中度,
50%以上为重度。

🌿肥胖的原因

（1）动物性食物摄入过多，主要是牛奶、鸡蛋等。

（2）食量过大。幼儿长期吃进食物的热量超过体内活动所消耗的热量，多余的热量就转化为脂肪，积聚在体内。

（3）饱和脂肪酸、胆固醇及精制糖吃得过多。

（4）内分泌异常及脑部疾病引起。

婴幼儿肥胖的原因是"十多一好"：主食吃得多，糖块吃得多，油脂食物吃得多，吃咸食多，因此水也喝得多，汗出得多，夏天冷饮吃得多，平时零食吃得多，睡觉多，祖辈胖子多，食欲、消化好。

🌿肥胖的治疗

（1）少吃主食，控制甜食、含糖饮料及含油脂多的食物。

（2）养成有规律的生活制度，定时就餐，少吃或不吃零食。

（3）婴幼儿正处于发育时期，膳食中的蛋白质不能少，但也要多食用热量较低的禽类、鱼虾类，多吃豆制品及蔬菜水果。

（4）增加户外活动，引导其多与小朋友接触，加强运动，减少睡眠时间，有利于减肥。

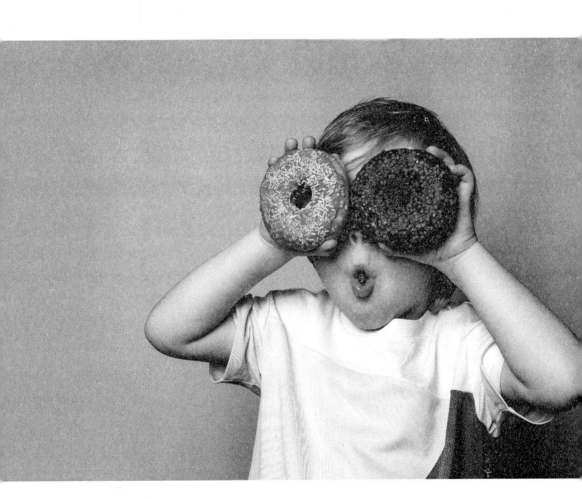

少吃多动，控制体重

要控制肥胖，首先要从预防做起，把道理讲清楚。不少人认为肥胖儿是受父母遗传的影响。不错，国外有人报道：父母双方均肥胖，子女肥胖率占70%；单方肥胖占40%；父母都不胖，占10%；这也说明肥胖在遗传方面有一定的家庭倾向性。但这并不意味着对肥胖儿童我们就束手无策。我认为预防婴幼儿肥胖要注意两点：①饮食；②生活。

小玲的妈妈只知道孩子生病时几天不吃饭，就会瘦一圈；过了几天，胃口好转，又狼吞虎咽。所以，她根据自己的"经验"为女儿制订了简单的食谱，餐餐不吃饱，也不给她吃肉类、油脂类食品，米饭、馒头、白水煮菜成了主食。小玲不乐意时，就给她吃些点心、糖果等零食哄哄。她的"理论根据"是：主食、零食既不油又不荤，多吃这类食物，就不会发胖。可是照着这样的食谱吃下去，小玲整天无精打采，哭丧着脸，还比以前更胖了。

这是为什么呢？原来点心和糖果属于含糖食品，在人体消化的过程中，都分解成葡萄糖而被吸收。吃得多了，剩余的葡萄糖就会转化成脂肪储存起来。例如，我们用几乎不含脂肪的饲料喂养家禽和家畜，家禽和家畜照样会合成脂肪。这证明机体会将体内的糖分转化为内源性脂肪，从而引起发胖。

像小玲这样，用餐餐不吃饱来保持饥饿的办法，体重虽可显著减轻，但体内的脂肪库会被迅速动用，这样会造成血脂、血酮过多、动脉内膜脂肪沉积等后果。所以多吃主食或"饥饿疗法"，结果势必事与愿违，对孩子的健康不利。

中小学生处于生长发育阶段，首先要确保他们健康地成长。盲目减肥会影响儿童的生长发育，所以我们不提倡儿童减肥，而是要合理地控制其体重。

肥胖的主要原因是长期热量摄入超标。像小玲那样从小就吃得多，到了发育期又让她吃高碳水化合物的馒头、点心、糖，实际上是进入了饮食误区。现在要改过来，正确控制体重的方法要坚持两条：持之以恒地减少热量的摄入和增加热量的消耗。换句话说，就是要"少吃"和"多动"。

"少吃"不等于不吃，不要限制一切营养素的摄入。膳食能量来自糖类、脂肪和蛋白质三大能源，如控制了糖类，就会限制能量供给，虽然丢的是体脂，同时也会造成机体组织蛋白的丢失，出现四肢无力、无精打采等症状。儿童生长发育期控制体重，必须保证膳食中有正常量的优质蛋白质、足够的维生素及适量的矿物质。

其次，在进餐方面要注意"少量多餐"。餐次多不仅能减少脂肪积累，而且能更好地控制食欲。每餐要有个平衡的食谱，有干有稀；既要有蔬菜，还要有鱼、禽类等动物蛋白。加餐不要用甜食，晚饭要少吃。晚上体力活动少，多吃饭菜容易使体脂积聚，尤其是一吃就睡。

"多动"是抑制机体脂肪积聚的最有效方法。肥胖很少发生在体力劳动多或经常积极锻炼的人身上。小玲有躲在家里不愿出门、晚上吃完就睡的习惯，当然会发胖了。

"多动"有两种方式。不同性质的"多动"对体脂有不同的影响。一种为有氧代谢的动力活动，它降体脂的效果最明显。像经常参加训练的长跑运动员，由于长期动用体内各种激素和酶，可使体内脂肪分解快、合成减少；另一种是无氧代谢的静力活动，虽然也会增加机体的消耗，但减肥效果不如前者，例如举重运动员。

当小玲的妈妈明白以上道理后，就经常陪着小玲饭后出去散步，打羽毛球；擦地、擦桌子等家务事都归小玲负责，在她走路时也养成了经常摆手的习惯。一年后笔者再见到小玲时，她不但没有继续发胖，身体也长高了，渐渐显露出一个女孩的苗条模样。

有利于控制体重的食物

有些蔬菜能帮助消化，促进代谢，防止碳水化合物转化为皮下脂肪，且可以生食，或与荤菜一起吃。

芹菜、黄瓜含有丙醇二酸，能抑制食物中的碳水化合物在人体内转化成脂肪。

韭菜、豆芽含有较多坚韧的粗纤维，有通便作用，能与肠道脂肪酸结合，将其排出体外。

白萝卜含有芥子油和淀粉酶，能促进脂肪类物质代谢加快，防止脂肪在皮下堆积。

冬瓜具有利尿、润肠、通便的作用，有利于肥胖人控制体重。

肥胖人与正常人一样，每日也需要有营养均衡的食谱。食谱中的食物应花样多些，品种齐些，以防止饥饿。

食谱1：玉米面馒头、拌金针菇、水煮肉片、白菜豆腐汤。

食谱2：米饭、什锦砂锅（白菜、香菇、豆腐、胡萝卜、瘦肉片、木耳、虾米）、凉拌芹菜。

食谱3：韭菜肉馅包子、洋葱拌木耳、西红柿鸡蛋汤。

食谱4：馒头、咖喱鸡加胡萝卜、麻酱拌菠菜、海米冬瓜汤。

食谱5：葱花卷、清蒸鱼加香菇、榨菜拌豆芽、红枣玉米面粥。

食谱6：米饭、红烧牛肉土豆、胡萝卜、葱花拌萝卜丝、白菜汤。

儿童预防及控制肥胖，要将"多动少吃"的原则持之以恒地坚持下去。

因为只有"多动少吃",才能消耗身体摄入的多余能量。不增加活动,却一味控制饮食,一方面孩子要长期忍受饥饿之苦,容易增加其心理负担;另一方面,短期内虽然达到了控制体重的目的,但很容易造成孩子营养不良,进而影响其生长发育,不利于身体健康。所以,儿童控制体重,必须要注意循序渐进,逐渐降低食物的摄入量,不能操之过急,更不能盲目行事。

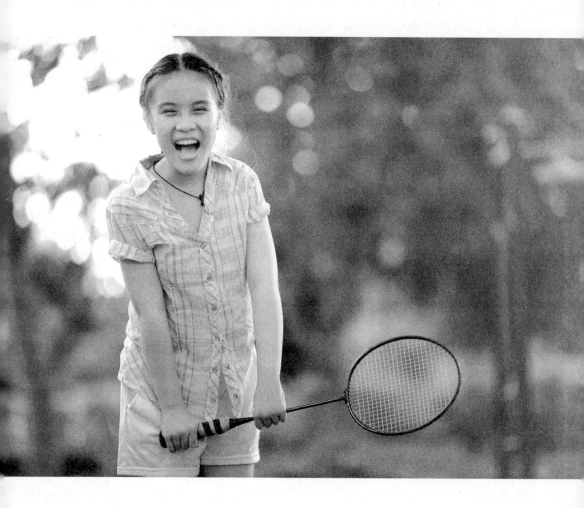

Chapter 9
宝宝患上佝偻病怎么办

佝偻病是一种危害儿童健康的全身性疾病，初期症状的表现以精神症状为主，中期可出现骨骼改变，后期严重的会使患儿的神经系统受到抑制，同时其会出现贫血、肌肉无力等症状。

佝偻病的主要病因是维生素 D 摄入吸收不足，致使钙、磷代谢失常，钙盐不能正常沉着在骨骼的生长部位，以致骨骼发生病变。因此佝偻病的治疗要点在于补充维生素 D，同时还需服用适量的骨粉或者钙剂。

小心佝偻病
找上孩子

佝偻病是一种危害儿童健康的全身性疾病。近年来，严重佝偻病的发病率已逐年降低，但轻、中度的佝偻病的发病率仍较高。以1岁以内儿童的发病率为最高。

佝偻病是一种常见于婴幼儿的慢性营养不良病。开始时常以精神症状为主，如烦躁不安、睡眠不宁、夜间惊啼、对周围环境的兴趣减少等；以后还会出现多汗，头后部秃发，也即枕秃的症状。随着症状的明显，接着会出现骨骼改变，如前额突出、鸡胸、肋骨外翻、上臂骨弯曲、驼背等。严重的佝偻病可使患儿的神经系统受到抑制，表现为情绪低落、条件反射迟缓，同时出现贫血、肝脾肿大、肌肉无力等全身症状。

🌿 一般症状

发病早期，骨骼的变化尚不明显，患儿常表现为易受刺激、烦躁不安、对周围环境不感兴趣、头部多汗等症状。病情进展后，可出现肌肉和肌腱松软，紧张度低下的情形，如腹壁及肠壁的肌肉无力，引起肠内积气；腹部膨大如蛙形腹，并出现肋下缘外翻。由于肌腱松弛而导致脊柱后凸、侧弯和各关节的过度伸展。

❀ 由于骨骼病变所致的症状

头部症状： 颅骨在婴幼儿时期生长很快，若钙化不足会致使颅骨内板变薄，从而发生佝偻性颅骨软化的现象。用手指按压顶骨或枕骨的中央部，会像乒乓球一样能凹陷，放开手指后又能复原。由于两侧的额骨、顶骨及枕骨都向外隆起，于是发生"方颅现象"。囟门特大，边缘可能出现软化，骨缝宽。前囟的封闭会延迟至 2 ~ 3 岁。

胸部症状： 肋骨在乳婴期生长极为迅速，其骺部肿大，可以触及，甚至可以清晰看到，这称为佝偻性串珠。肋骨骺内陷，使胸骨凸起，胸腔的前后径增加，这被称为鸡胸，在婴幼儿 2 ~ 3 岁后逐渐多见。肋骨软化后，由于不耐受膈肌的收缩力，会沿膈肌附着处发生内陷，称为肋软沟。

脊柱症状： 通常为脊柱后弯，偶为侧弯。

骨盆症状： 骨盆前后径缩小。

四肢症状： 由于骨骺部肿大，常见腕部桡骨及尺骨端肥厚。由于骨质软化，四肢常会弯曲，上肢会出现畸形，走路时期会形成"X"形及"O"形腿。病情严重的患者，偶尔受点轻伤，就容易出现骨折。

主要病因
是维生素 D 缺乏

佝偻病的主要病因是维生素 D 不足，致使钙、磷的代谢失常，钙盐不能正常地沉着在骨骼的生长部位，以致骨骼发生病变。

❧ 维生素 D 缺乏

食物中的钙、磷不能被充分利用；肠道吸收钙盐的能力降低；肾小管再吸收磷的功能减弱，大部分磷质由尿排出，血磷因此降低；氧化过程受到抑制，代谢迟缓；代谢的氧化产物堆积，以致形成酸中毒。酸中毒会阻碍钙盐的沉着，结果是在新生的骨样组织及软骨中，盐类的沉着不足。

❧ 日光或紫外线的照射不足

人体皮肤中有一种叫 7- 脱氢胆固醇的物质，经日光中紫外线的照射后生成维生素 D_3。与日光接触越多，合成的维生素 D_3 就越多，这是婴儿摄取维生素 D_3 的主要来源。但是，空气中的尘埃、煤烟、衣服及普通玻璃都会阻止紫外线通过，使婴儿不能充分合成维生素 D_3。

❧ 先天不足或生长过速

婴幼儿发育旺盛，生长速度快，所需的维生素 D 就多，相对来说就显得钙、磷不足。

未成熟的早产儿因先天不足，肝脏机能发育不完善，维生素 D 及钙、磷的储备量极少，吸收和利用都不好。

佝偻病常见于婴幼儿发育最旺盛的时期，出生 4 个月后逐渐增多。早产儿的发病更早，3 岁以后婴幼儿的发病率显著降低。

喂养不当

一般食物中维生素 D 的含量极少。每 100 毫升母乳中仅含 0.01 ~ 0.02 毫克，每 100 毫升牛奶中只含 0.0075 ~ 0.01 毫克。粮谷及蔬菜中维生素 D 的含量更少，如不及时添加鱼肝油、动物肝脏和蛋黄，又无日光照射，更容易让婴幼儿患佝偻病。

食物中钙、磷含量不足或比例不适宜均易致病。母乳中钙、磷比例适宜（钙：磷 =2：1），易于吸收。牛奶中钙、磷的含量虽多，但比例不适宜（钙：磷 =1.2：1），故吸收性比较差。

影响钙吸收的不利因素是植酸、草酸、磷酸盐。由于钙可与食物和肠道中的植酸、草酸及脂酸形成不溶性钙盐，从而会降低钙的吸收。有利于钙吸收的因素有许多，维生素 D 能促进钙的吸收。维生素 D 主要包括维生素 D_2 和维生素 D_3。维生素 D_3 对骨骼的形成极为重要，它不仅能促进钙和磷在肠道内的吸收，还可作用于骨骼组织，使钙、磷最终成为骨质的基本结构。但维生素 D_3 并不会直接起作用，在体内必须先经过代谢转化后才具有生理作用。乳糖对钙的吸收也有促进作用。一般认为是由于钙与乳糖螯合，形成低分子量可溶性络合物所致。有很多实验证明，膳食蛋白质供给充足，有利于钙的吸收。可能这是由于蛋白质消化所释放出的氨基酸与钙形成了可溶性钙盐，进而促进钙的吸收。

疾病的影响

慢性呼吸道感染、胃肠道疾病及肝脏病变，使肝功能损坏，影响脂肪代谢，从而使维生素 D 不能很好地被吸收。同时，患儿病后食欲减退，也会影响其胃肠道对钙、磷的吸收。

❧ 其他原因

母亲年龄大，营养不良，维生素 D 及钙摄入不足，或体弱多病、生产过密，孕期及哺乳期缺乏日光照射，均会对婴幼儿有一定影响，甚至其会患上先天性佝偻病。

钙、磷与维生素 D 三者有密切关系，缺一不可，其中起重要作用的是维生素 D。如果体内缺少它，就会直接影响到钙、磷的吸收和贮存，也会影响到骨骼的钙化。

维生素 D 并不能直接起作用，它必须在体内经过肝、肾加工，才有抗佝偻病的生理作用，也就是"活化"作用。如果肝肾功能不全，这种合成机能就会减退，因此肝肾受损的患者更容易得佝偻病。

肝脏不但是维生素 D 的加工厂，还是维生素 D 的仓库。当血液中维生素 D 的浓度增高时，它便贮存在肝脏里；血液中维生素 D 的浓度降低时，它就会从肝脏中释放出去。这种贮存和释放的作用，受血液中钙、磷浓度的调节，也受体内甲状旁腺激素的调节。所以，肝肾有损害的患儿，易得佝偻病。

佝偻病的治疗要点

补充维生素 D 滴剂，同时服用适量骨粉或钙剂。每日 0.12 ~ 0.25 毫克。进展中的病例可加到 0.5 毫克。

普通疗法

补充维生素 D 滴剂，同时服用适量骨粉或钙剂。每日 0.12 ~ 0.25 毫克。进展中的病例可加到 0.5 毫克。

突击疗法

10% 氯化钙溶液，每次 10 毫升，每日 3 次，共 3 天。维生素 D15 ~ 75 毫克，肌内注射。

照射日光或人工紫外线（如水银石英灯）治疗

每周 3 次，每次 2 ~ 3 分钟，渐加至 20 分钟为止。距离 60 ~ 80 厘米，4 ~ 6 周为一疗程。有痉挛症状的婴儿应在光疗前加足量的钙剂。

矫形疗法

用矫形手术矫正骨骼畸形。

佝偻病以预防为主

最好用母乳喂养，并补充维生素 D。注意孕妇及乳母的饮食，养成晒太阳的习惯。

🌿 婴儿的喂养

最好用母乳喂养，并补充维生素 D。婴儿出生后第 3 ~ 4 周即给其服用维生素 D，每日 10 微克，第二个月加至 20 微克。市售淡鱼肝油（每毫升含维生素 D 12.5 微克），每日自 0.25 毫升迅速加至 2 毫升，至少连续服用一年。

需要注意的是，维生素 D 过量的症状，常与维生素 D 缺乏的症状相似，即烦躁、厌食、多尿、便秘等，有的家长在这种情况下还是按维生素 D 缺乏症给孩子用药，甚至一天打上三四针，这样容易造成患儿的肾组织钙化。所以，在预防佝偻病时，一定要掌握维生素 D 的用量。

🌿 婴儿晒太阳

满月后的新生儿即可被抱到户外晒太阳。

治疗佝偻病的关键之一是让患儿多做户外活动，在户外享受日光浴，尽量多晒太阳。因为经日光照射后，皮肤中的 7- 脱氢胆固醇能够转变成维生素 D_3。每个人都有自己制造维生素 D 的工厂，每 1 平方厘米皮肤在半小时后即可产生 0.5 微克维生素 D；每日晒 2 小时，就可满足自身一天的需要，这是维生素 D 最经济的来源，不花分文便可取得。

　　婴儿生长快，最好在出生 10 天后便抱其出来晒太阳。夏秋季，南方以上午 8 ～ 9 时，北方以上午 9 ～ 11 时为宜；冬季则以上午 10 ～ 12 时、气温 20℃ ～ 24℃ 为宜。1 ～ 6 个月大的婴儿宜在阴凉处接受阳光散射；1 周岁以上的幼儿头戴草帽，全身可暴露在阳光下。照射时间由开始时每次 1 分钟，隔 2 天增加 1 分钟，直至 20 分钟为止。

　　冬季住所要通风。可让母亲每天给婴幼儿进行肌肉锻炼，以刺激其消化功能的活动，促进食欲增进。这样其神经症状会消失，睡眠更安稳，体重也会增加。

　　训练患儿爬行，让其自行起立行走，可加强伸肌功能，使下肢功能恢复。每日俯卧 2 ～ 3 次，使其抬头扩胸；改变患儿的呼吸形式，训练其呼吸肌，防止胸廓畸形。

从膳食中补充钙

　　食物中钙的来源以奶及奶类制品为最好。奶及奶类制品不但含钙量丰富，而且吸收率高，是婴幼儿最理想的钙的来源。蔬菜和豆类中的含钙量也较多。小虾米皮的含钙量特别丰富。在儿童及青少年的膳食中加入食用骨粉（含钙>20%，吸收率约 70%），也是膳食中补充钙的有效措施。国家建议，对我国儿童钙的供给量，10 岁以下为每日 500 毫克，10 ～ 16 岁为 700 毫克。

表 9-1　母亲营养素的每日需求量（约计）

蛋白质	100 克
钙	2 克
铁	0.015 克
维生素 A	2.4 毫克
维生素 B_{12}	—
核黄素	30 毫克
维生素 C	150 毫克
维生素 D	10 ～ 20 微克
总热量（包括脂肪、糖等）	12.56 千焦

维生素 D 缺乏性
手足搐搦症

这种病主要由于维生素 D 缺乏，以致血清钙低落，神经肌肉兴奋性增强，从而出现惊厥和手足搐搦等症状。

该病的主要症状有：①惊厥。无发热、无其他原因的惊厥，屡发屡停，每日发作 1 ~ 20 次，次数不等。每次的时间为数秒至半小时。疾病发作时大都全无知觉，手足发生节律性抽动。面部肌肉亦痉挛，眼球上翻，大小便失禁，幼小婴儿有时只见面部痉挛。②手足搐搦。这是特殊症状，表现为腕部弯曲，手指伸直，大指贴近掌心，足趾强直而脚底略弯。此症状主要见于年龄较大的婴幼儿和儿童，6 个月以内的婴儿则很少出现此症状。③喉痉挛。主要见于 2 岁前的婴幼儿，喉痉挛使其呼吸困难，吸气拖长，发生哮吼。严重者甚至可由于窒息而猝死。④其他症状，如睡眠不安、易惊哭、易出汗等神经兴奋现象。

治疗

首先应急救，使惊厥或喉痉挛等危险症状停止；其次是补充钙质，使血清钙迅速上升，惊厥等症状不再出现；然后给予大量维生素 D，使钙、磷代谢恢复正常；最后使该病得以根治。

预防

与预防佝偻病相同。

Chapter 10

宝宝患上了
缺铁性贫血怎么办

缺铁性贫血是由于体内缺乏造血所必需的营养物质——铁，从而导致造血功能低下的一种疾病。它不仅单纯地表现为血红蛋白降低，体内一些含铁的酶也会受影响，进而影响细胞代谢。

缺铁性贫血主要是由于膳食中缺乏铁及一些促进铁吸收的因素和蛋白质，从而阻碍血红蛋白形成所造成的。这种贫血可发生在小儿的任何年龄，以生长发育较快的婴幼儿时期（6个月～2岁）为多见。

缺铁性贫血的
发病因素

饮食中铁不足是导致贫血的主要原因。母乳或牛奶中的含铁量都不足，牛奶比母乳还少。如单用奶类喂养，不及时添加含铁较多，及能够促进铁吸收的辅助食物，也容易导致缺铁性贫血。

🌿 饮食因素

饮食中铁不足是导致贫血的主要原因。母乳或牛奶中的含铁量都不足，牛奶的含铁量比母乳还少。如单用奶类喂养，不及时添加含铁较多，及能够促进铁吸收的辅助食物，也容易导致缺铁性贫血。乳类中铁的吸收率为2%～10%，母乳中铁的吸收率比牛奶高一些。出生后6个月内的婴儿，若有足量的母乳喂养，可维持正常的血红蛋白水平；人工喂养的婴儿，必须及时添加辅食，否则会导致贫血。妇女妊娠、哺乳期间耗铁量大，如果不及时补充铁剂，则乳母和母乳其都会有低铁现象出现。个别婴幼儿长期挑食、偏食会造成缺铁；长期腹泻、消化功能紊乱、肠吸收功能不良的患儿，也容易出现缺铁性贫血。在日常食物中，肉类、蛋黄、肝、青菜、水果等含铁较多。

🌿 先天因素

婴儿出生时的储铁量多少，与是否贫血有关。铁的来源有两种：①从母体获得，储存在肝脏内。胎儿所获得的铁，以母亲妊娠最后3个月为最多，正常足月的新生儿，体内贮存的铁量为250～300毫克；②婴儿出生后，由红细胞破坏所释放的铁，足够在出生后 3 ~ 4 个月内其补充其生长发育的需要。但是，早产儿、双胎多胎或母亲有严重的缺铁性贫血，都会影响铁的存储，让婴儿在出生后 3 ~ 4 个月就可能发生缺铁性贫血。

生长因素

婴幼儿体重增加，其血容量也会相应地增加。婴儿的生长速度愈快，对铁的需求量愈多。在婴儿出生后 4 ~ 6 个月之内，胎儿时期贮存的铁就已经用尽；婴儿到 1 岁时，体重已增至初生时的 3 倍，早产儿可增至 5 ~ 6 倍。所以在婴幼儿时期，特别是早产儿，最容易发生缺铁性贫血。

铁的丢失

正常婴儿在出生后两个月内，由粪便排出的铁也相对较多。幼儿钩虫病、蛔虫病等会引起肠道小量出血。无论何种原因引起的长期小量出血，都是造成贫血的重要因素。

其他因素

消化系统功能紊乱、长期呕吐或腹泻、慢性痢疾等疾病，都会影响铁及蛋白质的吸收。婴儿的胃酸较少，而铁在胃酸的作用下，仅会在十二指肠第一段被吸收。因此，铁质的吸收量较少。

缺铁性贫血的
治疗要点

对缺铁性贫血的患儿，应避免交叉感染。因为任何感染都能使贫血加重。同时，应找出贫血的原因，对症治疗，并保证充足的睡眠和合理的喂养。

铁剂疗法

治疗贫血的关键是合理地补充铁剂。铁剂并不是吃得越多越好，因为肠道每天只能吸收和利用几毫克铁。如果铁剂的摄入量超过了机体所能吸收、利用的限度，不仅对婴幼儿毫无益处，反而会影响其胃肠道的反应，严重者还可能引起腹泻。剂量过大时，甚至可能产生中毒现象。

① 硫酸亚铁（含铁量20%）：0.03克/千克/日；② 富马酸亚铁（含铁量33%）：0.02克/千克/日；③ 2.5%硫酸亚铁合剂（硫酸亚铁2.5克，稀盐酸2.9毫升，葡萄糖12.5克，加水至100毫升）：1.2毫升/千克/日；④ "铁维隆"糖浆。服用以上铁剂药物后均会产生一定的不良反应，如恶心、呕吐、胃纳差、腹痛、腹泻等。

饮食疗法

应添加含铁较多的食物，要根据喂养的情况和婴幼儿消化能力的增强而逐渐增加。还应了解铁在人体内吸收的规律，懂得如何补充铁剂和含铁多的食物。铁在体内代谢的过程中，可被身体反复利用。一般情况下，除肠道分泌和皮肤、消化道与尿道上皮脱落会导致损失一定数量的铁之外，几乎不存在其他铁的损失途径。因此，只要从食物中吸收铁，就能弥补和满足机体对铁的需要。

若膳食中有较多的植酸盐或磷酸盐存在，则可与铁结合，形成不溶性铁盐，从而影响铁的吸收。谷类食物中铁的吸收率低，就是这个原因。维生素 C 有助于铁离子的吸收，肉类食物可提高植物性食物中铁的吸收率，动物性食物的铁的吸收率为 10% ~ 22%。因此，婴儿应从 4 ~ 5 个月起，就开始及早补充富含铁和维生素 C 的菜汤、果汁。幼儿应注意所食用食物品种的广泛性和荤素搭配。

含铁丰富的食物有猪肝、瘦肉、海带、紫菜、黑木耳、香菇，其次是豆、蛋、菜、水果。

石榴苹果汁

材料

石榴 1 个，苹果 1 个，柠檬 1 个。

做法

1. 剥开石榴的皮，取出其果实；将苹果洗净、去核、切块；柠檬洗净，切成块状。

2. 将苹果、石榴、柠檬放进榨汁机，榨成汁即可。

作用

苹果内含有碳水化合物、蛋白质、脂肪、膳食纤维、多种矿物质、维生素，可补充人体足够的营养，能够促进宝宝消食化积，预防宝宝出现便秘。柠檬富含维生素 C，对人体发挥的作用犹如天然抗生素，具有抗菌消炎、增强宝宝的人体免疫力等多种功效。石榴中含有丰富的维生素，可以提高宝宝的免疫力，帮助宝宝吸收铁质，是为宝宝的健康加分的饮品。

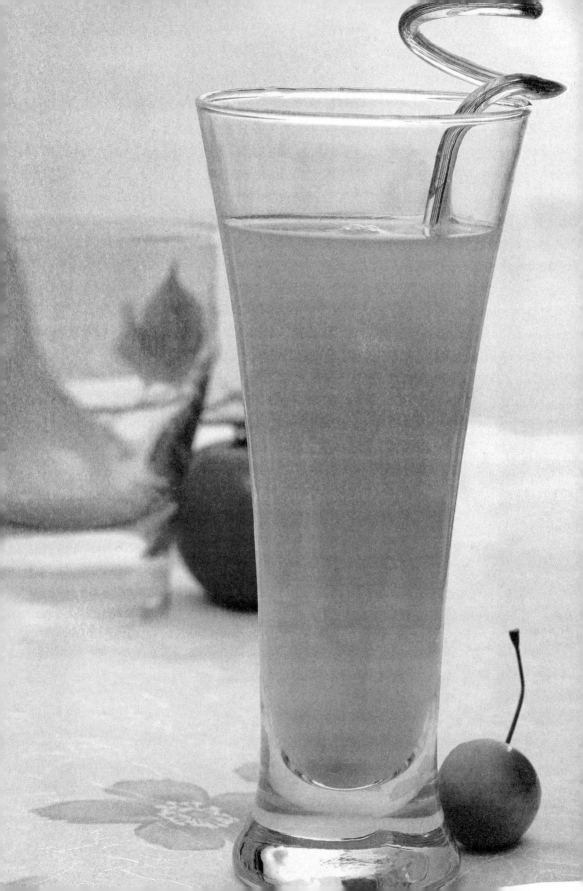

Chapter 11

宝宝缺锌怎么办

锌，是人体必需的微量元素。锌的摄入，可促进人体的生长发育，维持人体正常的免疫功能，同时维持维生素 A、维生素 C 的正常代谢等，与儿童的生长发育关系密切。

在这里，我们要再次提倡母乳喂养。因为母乳中所含的锌在肠道的吸收率，要远远高过牛乳、配方奶。另外，在宝宝稍大以后，只要在饮食方面保证营养均衡，荤素的科学搭配，同时避免挑食、偏食的不良饮食习惯，是可以防止宝宝缺锌的。

锌的作用

锌是人体必需的微量元素，在人体中的含量仅次于铁。人体内的锌主要存在于骨骼和皮肤（包括头发）中。一般认为，头发中的含锌量，可以反映出婴幼儿体内的锌含量是否充足。锌主要经肠道排出，少量由尿道排出。

锌的生理作用有：①促进生长发育；②加速创伤、烧伤、手术切口、溃疡的愈合；③维持正常的免疫功能；④维持味觉、嗅觉的正常功能；⑤维持维生素C、维生素A的正常代谢；⑥维持胎儿的正常发育；⑦维持正常性机能；⑧维持膜结构及其功能，维持其完整性及稳定性，对心脏的金属中毒有较好的保护作用；⑨抗炎作用：临床发现前列腺液含锌低时，则易患尿路感染和前列腺炎；⑩对心血管起着重要作用。冠心病患者心脏中的含锌量减少；锌可能会影响脂肪代谢，从而影响粥样硬化。

锌与儿童的生长发育关系密切：①锌与氨基酸代谢及蛋白质合成有关。缺锌时，各种含锌酶的活性降低，蛋白质合成受到干扰，导致生长发育停滞；②锌与维生素A的代谢：缺锌时，血清中维生素A的含量显著下降；③维持味觉：缺锌时，各种含锌和需锌酶的功能降低，核酸合成受阻，导致食欲下降，这是小儿缺锌的早期症状之一；④锌与生长激素的关系：动物试验发现，大白鼠在缺锌后，生长激素明显下降。

缺锌的原因

婴幼儿缺乏锌的原因很多。锌摄入不足、排泄丢失增加、需求量增加，或者某种疾病影响了锌的吸收，还有饮食习惯不良、挑食、偏食等，都可能造成锌的缺乏。有时食物中植酸、草酸和钙过多，也会形成不溶性锌复合物，使肠道酸碱度升高，不利于锌的吸收。

在膳食中增加谷、豆、菜和水果的比例，可使幼儿大便中锌的排出量增加。因膳食纤维可吸收水分，稀释食糜中锌的浓度，因而可使肠内容物的排空加快，缩短吸收的时间。

缺锌的预防要点

> 对锌缺乏的诊断，因婴幼儿锌缺乏的程度而异。严重缺锌的婴幼儿，生长迟缓，发育不足，临床症状突出，易于识别。轻度缺锌的婴幼儿，在临床及生化检查方面都缺乏可靠的指标。所以，锌缺乏主要是根据调查膳食、检查体征和生化检查来诊断的。

对婴幼儿的缺锌，应该是预防重于治疗。

临床发现，厌食是缺锌的主要原因之一。因为锌能改善味觉的灵敏度，对维持味蕾细胞的迅速再生起着重要作用。人体内的锌会在唾液内形成含锌的唾液蛋白——味觉素。味觉素是口腔黏膜上皮细胞的营养因子，与味觉有关。缺锌后，易导致口腔黏膜上皮细胞增生和角化不全，易于脱落，从而阻塞味蕾小孔，使食物难以接触味蕾，不易刺激味觉，从而影响食欲，导致消化能力降低。

高蛋白膳食可帮助锌的吸收。发酵食物可使面粉和豆类中的植酸含量降低，也可提高锌的利用率。

食物中含锌量多少的排列顺序是：动物性食物＞豆类＞谷类＞蔬菜和水果。在植物性食物中，海带和紫菜的含锌量多，其他植物性食物因含植酸和纤维较多，锌的吸收率仅为10%～20%。动物性食物中锌的吸收率为35%～40%。

母乳的含锌量虽然低于牛奶，但其吸收率要比牛奶高。用母乳喂养的婴儿，没有缺锌的问题。

Chapter 12
怎么知道
宝宝发育是否正常

　　宝宝发育是否正常，与许多产前和产后的因素有关。例如，如果母亲分娩时体重低于 40 千克，婴儿出生时的体重往往低于 2 千克；双胞胎或母亲有病、乳腺感染，新生儿腹泻，以及头 6 个月内生长不好，都会影响其今后的发育。

　　除以上因素外，宝宝发育不正常，主要是喂养不当引起的。婴儿出生以后，对食物没有喜欢和厌恶的选择能力，但由于家长的溺爱，可能会产生偏食、挑食的坏习惯。

检查是否发育正常的
几种指标

　　检查婴幼儿的发育是否正常，主要看其体重是否上升。婴儿出生后会有生理性体重下降现象，失去的体重约为原体重的 9%，大部分在第 3 ~ 4 天时降到最低点，7 ~ 10 天后恢复到出生时的体重。如果婴儿体重下降量超过原体重的 10%，就应查找原因。如果是因为母乳不足引起的下降，就应当适量补充其他乳制品。应注意每天的哺乳量，用称量哺乳前后小儿体重的方法，来检查母乳是否充足。

各年龄段小儿正常发育的体重、身长计算法
体重
　　1 ~ 6 个月体重（千克）= 出生体重 + 月龄 ×0.6
　　7 ~ 12 个月体重（千克）= 出生体重 + 月龄 ×0.5
　　1 岁以上体重（千克）=8+ 年龄 ×2

身长
　　足月新生儿出生时的身高约 50 厘米，1 岁时约 75 厘米
　　1 岁以上身高（厘米）= 年龄 ×5+（75 ~ 80）
　　从孩子的食欲和精神状态，也可以检验婴儿的饮食及喂养是否适当。一般来说，除饥饿外，定时喂乳后，婴儿能安静入睡 3 ~ 4 小时，不哭不闹，说明其消化状况良好。

　　除了观察宝宝的身高、体重是否合乎标准外，测量头围与胸围同样可以检验孩子的发育情况。有时候它们比量体重更重要一些，但这点往往没有被家长重视。

　　头围是指后脑勺经眉间绕头一周的长度，代表头颅的大小，反映出大脑的发育。特别是 3 岁以前，若大脑发育迅速，婴幼儿的头围也会迅速增大。

　　一般婴儿出生时头围为 33.7 ~ 34.3 厘米；6 个月时头围一般为 42.8 ~ 43.9 厘米；1 岁时头围一般为 45.2 ~ 46.3 厘米；2 岁时头围一般为 47.1 ~ 48.2 厘米；3 岁时头围一般为 48.1 ~ 49.1 厘米。

　　婴幼儿头围过小有可能是小头畸形、智力低下；如果头围增长过快，也不正常，有可能是脑积水、脑肿瘤等，应及时到医院检查治疗。

　　胸围指的是平乳头绕胸一周的长度，代表胸腔的大小，可反映心肺的发育。婴儿初生时的胸围一般为 32.6 ~ 32.8 厘米，6 个月时胸围为 42.7 ~ 43.8 厘米，1 岁时的胸围一般为 45 ~ 46.1 厘米，2 岁时的胸围为 48.2 ~ 49.2 厘米，3 岁时胸围为 49.8 ~ 50.8 厘米。

　　在测量头围与胸围时应注意，每次测量的部位要一致，松紧度也要一致，否则会影响准确性。特别是胸围，最好测一个呼气时的长度，再测一个吸气的长度，然后除以 2。也可以在小儿熟睡时测量，以使测量的长度准确。

　　要想使婴幼儿正常发育，关键在于合理喂养，从小就让其养成良好的饮食习惯。

喂养方法是否合理

喂养不当很容易造成小儿消化不良。观察婴儿的大便和小便，就可以分析食物及喂养是否合理。

新生儿体内的糖原贮备不多，仅能维持 12 个小时左右。如果不及早喂养，新生儿就要动用体内的脂肪和蛋白质，转化为热量之后来提供活动的消耗和需要，这样会发生低血糖引起的大脑损伤。新生儿消化道面积较大，能适应大量的流质食物，所以在新生儿出生 24 小时之内必须开始向其喂奶，以后每 3 小时左右喂 1 次。但不要硬性规定喂养的时间，到了 3 小时，如果宝宝没醒，也不必硬喂；宝宝没到 3 小时就哭，就应该喂奶了。4 个月以前的正常婴儿，最好是"按需哺乳"，因为婴儿的糖原贮存量少，易患低血糖症。每次喂奶后，如果婴儿能安静入睡，说明喂养得当。

大便
是婴幼儿健康的晴雨表

正常的婴幼儿大便含水分 80%，其余成分为黏液细胞和食物残渣，包括中性脂肪、脂肪酸和未完全消化的蛋白质、淀粉类和矿物质。

婴幼儿的大便能反映身体消化吸收的变化，并可提示其健康状况的好坏。父母经常注意观察，可以及时发现问题，及早纠正。所以说，粪便是婴幼儿健康的晴雨表。

正常来说，新生儿在出生 24 小时内即会初次排便。最初 3 天内排胎便，质黏稠，色深绿或黑绿，不臭。因为它是由脱落的上皮细胞、浓缩的消化液及胎儿时期吞入的羊水组成的。

母乳喂养的婴幼儿：粪便为金黄色，软硬均匀，偶尔微带绿色，酸而不臭，每日排便 2 ~ 4 次。

人工喂养的婴幼儿：粪便为淡黄色或土灰色，较硬。因配方奶中蛋白质较多，所以有明显的蛋白质分解后的臭味，每日排便 1 ~ 2 次。

混合喂养的婴幼儿：添加淀粉食物多时，大便深棕色，有泡沫，量多。吃菜泥食物多时，大便绿色，较稀。吃蛋白质食物多时，大便干燥，有凝块，色淡黄，呈碱性。吃脂肪类食物多时，大便水泥色，油滑。排时呈条形，后散开，酸性，有腥臭味。吃糖多时，大便软而黏，初排时黄色，渐变绿色，酸腥；如果摄入糖很多会促进肠蠕动，表现为腹泻，带出未消化的蛋白质和脂肪。吃肉多时，粪便呈黑褐色。吃辅食多时，表现为腹泻，带出未消化的蛋白质和脂肪。喝水少时，大便棕黄色，呈颗粒状。

　　婴幼儿排便的次数和性质，反映了婴幼儿胃肠道的生理消化和病理状态，所以通过肉眼观察，可初步了解婴幼儿消化道的情况。粪便的颜色和胆汁的化学变化有很大关系，如在小肠上部，胆汁含胆红素及胆绿素，所以呈黄绿色。到结肠时胆绿素经过还原作用，又变为胆红素，呈黄色。母乳喂养的婴幼儿的大便偏酸性，可能因氧化作用，使胆红素部分变为胆绿素，所以母乳喂养的婴幼儿粪便略带绿色。配方奶喂养的婴幼儿粪便偏碱性，所以大便颜色较淡。

表 12-1　婴幼儿异常粪便的处理方法

粪便性状	原因	处理方法
便次多，水分多，有恶臭，色绿，呈蛋花状	腹部受凉引起，胃肠蠕动加快	加衣服，喂水，喂米汤，好转后逐步恢复正常喂养
白色，有奶瓣和酸味，肛门发红	衣着、包被捂得过严，出汗多，饮水不足	调整衣服，增加饮水量
便次多，量少，有时有奶瓣，无酸味	添加辅食种类太多，淀粉食物过多	暂停加新食物，减少辅食品种和数量，减少淀粉类食物
便次少，质坚硬，大便困难	多见于人工喂养	乳中加适量米汤，两次奶中间加果汁和菜汁
啼哭，腹痛，弯腿，腹胀	新添加的食物过酸，喂食过多，糖过多	停止增加新的食物，暂时禁食，喂水，减少用糖
发热，呕吐，腹泻，便有泡沫，黏液性腹泻，饥饿	肠道感染，痢疾，出血	去医院就诊

表 12-2　婴幼儿粪便与饮食的关系 续表

粪便	饮食	粪便	饮食
金黄色，酸而不臭	母奶	灰白色，恶臭	奶多糖少
淡黄 + 灰色，干，微臭	牛奶	深棕色，有泡沫	淀粉多
淡褐色，量多，软而臭	混合喂养	棕黄色，呈颗粒状	饮水少，纤维多
绿色	喂菜	多淡黄色，亮液状	脂肪多，糖少
黑褐色	吃肉多	坚而干	蛋白质多

学会营养计算，
有利于宝宝健康

··

营养计算看起来好像是营养工作者的事，其实我们在日常生活中还是离不开它。例如，婴儿的体重、身高、热量的需要和营养素的供给是否合理，这些都要通过计算才能知道。

··

下面主要讲婴儿体重的计算、热量的计算、三大营养素的计算和水的计算。

❀体重的计算

婴幼儿的体重在各个生长时期的增长速度不同，年龄越小增长越快。前半年平均每月增加约600克，后半年平均每月增加约500克。婴儿长到4～5个月时，体重可增加到出生时的二倍。1周岁时，体重可增加到出生时的3倍。这样一来，计算公式就略有差别。

简单的计算公式如下：

1～6个月：现体重（千克）=出生时体重（千克）+ 月龄 ×0.6。

7～12个月：现体重（千克）=出生时体重（千克）+ 月龄 ×0.5。

1岁以上：现体重（千克）=年龄 ×2+8。

（注：12岁以后为青春发育期，体重增长快，不能按以上公式推算，必须在晨起空腹排尿后测体重。）

例1：5个月的婴儿，出生时体重为3千克，现体重应为多少千克？

现体重（千克）=3+5×0.6=3+3=6（千克）

例 2：11 个月的小儿，出生时体重为 3.5 千克，现体重应为多少千克？

现体重（千克）=3.5+11×0.5=3.5+5.5=9（千克）

例 3：3 岁的幼儿，现体重应为多少千克？

现体重（千克）=3×2+8=6+8=14（千克）

这样计算比较简便，也较容易。现在国家制定了儿童（0 ～ 7 岁）的身高、体重监测表，请大家参考。

🌺 热量的计算

一个人的生长发育要靠热量的供给，如果没有热量的供给，就像煤炉中没有煤一样。热量的供给是有一定标准的，过多会导致婴幼儿肥胖，过少又会供给不足，导致小儿发育不良，生长停滞。如何正确地供给热量，也要通过计算才知道。

计算公式：

1 ～ 6 个月：每日热量（千焦）= 体重 ×502 千焦。

7 ～ 12 个月：每日热量（千焦）= 体重 ×460 千焦。

1 岁：4604 千焦 / 日。

2 岁：5023 千焦 / 日。

3 岁：5651 千焦 / 日。

例：11 个月大的小儿，出生时体重 3.5 公斤，每日需热量多少千焦？

现体重（千克）=3.5+11×0.5=9（千克）。

每日热量 =460×9=4140 千焦。

热量的供给是需要注意的。在胎儿 30 周至出生后一岁末，其脂肪细胞有一个极度活跃的增殖期，称为"敏感期"。此时若摄入热量过多，将导致脂肪细胞数目增加，长大后可能发展成为增生性肥胖。

🌺 三大营养素的计算

蛋白质、脂肪、糖是三大发热物质，每克蛋白质产生热量 17 千焦，每克脂肪产生热量 38 千焦，每克糖产生热量 17 千焦。我们要根据计算出的所需热量，分别计算出蛋白质、脂肪、糖的每日需求量。

计算原则：每日蛋白质的热量占总热量的 15% 左右；每日脂肪的热量占总热量的 30 ~ 35%；每日糖的热量占总热量的 50 ~ 55%。

例：每日需 4604 千焦的热量，每日应供给蛋白质、脂肪、糖各多少克？（1 岁小儿）

蛋白质：4604×15%÷17=40.6 克。

脂肪：4604×32%÷38=30.8 克。

糖：4604×53%÷17=143.5 克。

当然还有其他的计算方法，比如按婴儿每日千克的体重计算。但是不管怎样计算，三大营养素要有合理的比例。在保证蛋白质的需要时，要注意脂肪、糖等主要产热营养素的供给。如二者供给不足，将使蛋白质的利用率下降，婴幼儿生长发育迟缓或停止；反之如二者供给充足，而蛋白质摄入不足，也不能促进正常的生长发育，小儿可表现为肌肉松弛、虚胖或水肿，抵抗力低下，易受感染；但是蛋白质摄入过多，也不利于健康，会导致食欲低下，大便干燥。

值得提出的是，在蛋白质供给量充足的同时，要注意必需氨基酸的供给，只有必需氨基酸充足，才能使机体重新合成体内蛋白。（婴幼儿氨基酸的需求量见表 12-3）

计算公式：每日需求量（毫克）= 各种氨基酸需求量 × 体重（千克）（通过查食物氨基酸含量表计算）。

在体内氨基酸合成组织蛋白的过程中，所需要的各种氨基酸，必须按比例同时存在，才能发挥最好的作用。当食物蛋白质或氨基酸制剂中某种氨基酸过高或过低，会造成氨基酸不平衡，将严重降低氨基酸的利用率。因此，在计算三大营养素合理比例的同时，还要注意蛋白质中含必需氨基酸的数量，

表 12-3　氨基酸需求量的估计值（每日每千克体重）

	儿童（10 ~ 12 岁）	婴儿（初生 ~ 6 个月）
缬氨酸（毫克）	33	93
亮氨酸（毫克）	45	161
异亮氨酸（毫克）	30	70
苏氨酸（毫克）	35	87

表 12-3　氨基酸需求量的估计值（每日每千克体重）　　　　　　　　　续表

	儿童（10~12岁）	婴儿（初生~6个月）
苯丙氨酸+酪氨酸（毫克）	27	125
色氨酸（毫克）	4	17
蛋氨酸+胱氨酸（毫克）	27	58
赖氨酸（毫克）	60	103
组氨酸（毫克）	—	28

表 12-4　每日膳食分配及营养含量

食物	用量（克）	蛋白质（克）	脂肪（克）	糖（克）
牛奶	500	17.5	20	25
肉泥	30	6	3	—
菜	100	1	—	8
鸡蛋	100	10	8	—
主食	100	9	1	78
糖	20	—	—	20
油	10	—	10	—
水果	50	—	—	10
总计	—	43.5	42	141

才能得到一个合理而又平衡的膳食食谱。

🌿 水的计算

水对于人来讲是十分重要的，尤其是婴幼儿，更不能缺水。婴儿的水分除大部分由牛奶供给外，不足的水分应另补充。

小儿年龄越小，需水量越大；进食量大，摄入蛋白质和矿物质多者，水的需求量应增多。牛奶含有的蛋白质及矿物质比母乳多，故人工喂养儿对水分的需求量更多。

每日供水量：

出生 3 日内：250 ~ 300 毫升

3 ~ 10 日：400 ~ 500 毫升

1 ~ 3 个月：750 ~ 800 毫升

4 ~ 6 个月：900 ~ 1100 毫升

7 ~ 9 个月：1100 ~ 1250 毫升

10 ~ 12 个月：1250 ~ 1300 毫升

人工喂养的婴儿，每千克体重每天需要供给 3.5 克蛋白质。每 100 毫升牛奶含蛋白质 3.5 克，相当于每人每千克体重需要供给 100 毫升牛奶或稍多一些，即 100 ~ 120 毫升。

婴幼儿每千克体重每天需要供给 125 ~ 155 毫升的水。为方便计算，按 150 毫升计算。除去牛奶与辅助食物中的水，剩下的就是应该喂的水量。

例 1：月龄 3 个月，体重 5 千克的婴儿，每日需水量 750 毫升，这样除每日供给牛奶 500 毫升外，还要补充 250 毫升水。

例 2：8 个月大的婴儿，体重 8.6 千克，每天喂鸡蛋半个，粥 1 小碗（米 30 克），菜泥 20 克。还应该喂多少奶和多少水？

半个鸡蛋含蛋白质 3.5 克，30 克米含蛋白质 2 克。菜泥中含蛋白质的量很少，可以忽略不计。

5.5 克蛋白质相当于：（5.5÷3.5）×100 毫升 =160 毫升牛奶。

该婴儿每天应供给牛奶 100 毫升 ×8.6=860 毫升。除去辅助食品外，还应供给 860-160=700 毫升。

150毫升×8.6-700毫升（奶）-200毫升（粥中水分）=390毫升（水）

以上计算，是一般正常婴儿用奶与水的计算方法。如果实际喂养中用的数量比计算的数量略多或略少，只要婴儿消化良好，发育正常，就不必更改。

要了解小儿每日所进食的食物是否符合营养要求，需要进行评价。评价方法为：

（1）将孩子全天吃的食物按品种和数量登记下来，要记净重（能吃的部分）。

（2）根据食物成分表，计算出每种食物的营养素含量。

（3）将所有食物的各种营养素总计起来。

（4）与供给标准进行比较。

表12-5　每日各月龄婴儿体重、奶量、水、糖、淀粉供给量

月龄	体重（千克）	配方奶成分牛奶（毫升）	水或5%米汤（毫升）	糖类蔗糖（克）	淀粉（克）
1~2周	3	100~200	100~200	15~30	—
2~4周	3.5	200~350	150~250	15~30	10~15
1个月	4	400	300	30	—
2个月	4.5	500	250	30	—
2~4个月	6	600	300	40	25
5个月	6.5	700	300	50	30
6个月	7	900	—	55	
7~12个月	7.5~9	800~900	—	60	

表 12-6　每日各月龄婴儿配方奶喂养次数、奶量、蛋白质、热量供给量

月龄	喂奶次数	每次量（毫升）	全日供给量蛋白质（克）	热量（千焦）
1 ~ 2 周	7	30 ~ 60	3 ~ 6	527 ~ 1055
2 ~ 4 周	7	50 ~ 80	6 ~ 10.5	971 ~ 1465
1 个月	6 ~ 7	100 ~ 120	12	1842
2 个月	6	125	15	2219
2 ~ 4 个月	6	150	18	2721
5 个月	5 ~ 6	180 ~ 200	21	3265
6 个月	5	180	27	3391
7 ~ 12 个月	4	200 ~ 220	30	3768

注：1．估计数。

2．已添加辅食，此配方奶仅供给部分热量。

🍴1 ~ 2 岁幼儿全天的食谱：

早餐： 大米粥（大米 30 克），煮鸡蛋 1 个。

上午： 牛奶 250 毫升加糖 15 克。

午餐： 肉末 10 克，烩豆腐 35 克，烂饭（米 50 克）。

下午： 肉末 5 克，细面条（面 50 克），碎小白菜叶 25 克。

晚餐： 鱼丸子 15 克，汆荠菜 35 克，烂饭（米 50 克）全日用油 5 克，香蕉 50 克。

250 毫升牛奶含：

　　热量： 289.6 千焦 ×2.50 ≈ 724 千焦

蛋白质： 3.3 克 ×2.50 ≈ 8.3 克

钙： 120 毫克 ×2.50=300 毫克

铁： 0.2 毫克 ×2.50=0.5 毫克

维生素 A： 42 微克 ×2.50=105 微克（视黄醇当量）

维生素 B$_1$： 0.04 毫克 ×2.50=0.10 毫克

维生素 B$_2$： 0.13 毫克 ×2.50 ≈ 0.33 毫克

烟酸： 0.2 毫克 ×2.50=0.5 毫克

维生素 C： 1 毫克 ×2.50 = 2.5 毫克

将计算结果列于营养计算表中，其他食物也按此计算方法列于表中，最后汇总在一起。

热量评价：

热量供给量在标准上下各 10% 以内属正常，上下超过 10% 属偏高或偏低，超过 20% 属过高或过低，出现这些情况之后都要调整进食量。

本例热量为 3295 千焦，供给标准为 3500 千焦。

（3295-3500）÷3500×100%=-5.8%

-5.8% 在 10% 以内，属正常。

蛋白质评价：

蛋白质的评价包括两个方面：

（1）正常情况下，婴幼儿蛋白质的热量占总热量的 13% ~ 15%；低于 11% 可以认为是过低；高于 16%，可以认为是过高。

本例蛋白质是 40.4 克，每克蛋白质产热 17 千焦，共产生热量 17×40.4=686.8 千焦，占总热量的比例为：

686.8÷4994×100%=13.7%。

属于正常。

（2）在蛋白质中，动物性蛋白质与大豆制品的蛋白质数量应占蛋白质总量的 50% ~ 70%。如果达到 50%，则可以认为膳食的组成成分较好；如果只达到 30% 或 30% 以下，则意味着组成较差；如果单纯动物性蛋白质达到 50%，可以认为膳食的组成成分相当好。

本例从表 12-7 中可以看到，奶、肉、蛋的蛋白质含量共 21.0 克，加上大豆制品，共 23.6 克，所以动物性蛋白质占总蛋白质的比率为：

21.0÷41.8×100% =50.2%；

动物性蛋白质加大豆蛋白质占总蛋白质的比率为：

23.6÷41.8×100% =56.5%。

可以认为，这个膳食蛋白质的组成是相当好的。

其他营养素的评价：

矿物质、维生素应占供给标准的 90% 以上，如果低于 80%，则有影响生长发育的危险。属于供给标准，只要是从正常膳食中摄取的（不是药物增加的），即使高出 2 ~ 3 倍也是有益的。如果增加得快（例如维生素 A、维生素 D），或者吃多了特殊的东西（如狗肝、大鱼的肝等），也会发生维生素 A 中毒与维生素 D 中毒的现象。

本例中各种营养素：

钙：（636-600）÷600×100% =6.0%

铁：（10-10）÷10×100% =0

维生素 A：（590-400）÷400×100% =47.5%

维生素 B_1：（0.91-0.70）÷0.70×100% =30%

维生素 B_2：（0.74-0.70）÷0.70×100% =5.7%

烟酸：（5.5-7.0）÷7.0×100% =-21.4%

维生素 C：（30-35）÷35×100% =-2.99%

除烟酸低于标准 21.4%（偏低）外，其他营养素都在正常范围内。烟酸应在以后的膳食中补足。

表 12-7　食物营养成分表（以 2 岁幼儿为例）

食物名称	数量（克）	热量（千焦）	蛋白质（克）	钙（毫克）	铁（毫克）
牛奶	250	724	8.3	300	0.5
大米	130	189	9.0	13	2.0
面粉	50	741	5.0	19	2.1
鸡蛋	1 个	356	7.3	27	1.3
青鱼肉	15	75	2.9	4	0.1
瘦肉	15	205	2.5	2	0.4
豆腐	35	105	2.6	97	0.7
荠菜	35	71	1.9	147	2.2
小白菜	25	17	0.3	23	0.4
香蕉	50	184	0.6	4	0.4
糖	15	251	—	—	—
油	10	377	—	—	—
合计	—	3295	40.4	636	10
供给标准	—	3500	40	600	10

续表

食物名称	数量（克）	维生素A（微克）视黄醇当量	维生素B$_1$（毫克）	维生素B$_2$（毫克）	烟酸（毫克）	维生素C（毫克）
牛奶	250	105	0.1	0.33	0.5	3
大米	130	—	0.31	0.07	2.0	—
面粉	50	—	0.23	0.03	1.3	—
鸡蛋	1个	216	0.08	0.15	—	—
青鱼肉	15	—	0.02	0.02	0.3	—
瘦肉	15	—	0.08	0.02	0.6	—
豆腐	35	—	0.01	0.01	0.1	—
荠菜	35	187	0.05	0.07	0.2	19
小白菜	25	62	0.01	0.02	0.1	10
香蕉	50	20	0.02	0.02	0.4	4
糖	15	—	—	—	—	—
油	10	—	—	—	—	—
合计	—	590	0.91	0.74	5.52	36
供给标准	—	400	0.70	0.70	7.0	35

附录1　怎样预防和纠正偏食

婴儿开始添加辅食的时候，是预防和纠正其偏食的最佳时期。当他们在饥饿时，除了对刺激性很强的辣味、苦味、涩味等食物难以接受外，只要能顺利下咽，没有什么不吃的东西。在甜、酸、苦、辣、咸五味中，婴儿最容易接受的是甜味。当婴儿第一次接触咸味或酸味时，可能会皱眉头，但也能很快习惯。正确的喂养方法，应该是在婴儿4～6个月大，开始添加辅食时，让他尝遍咸、酸等味道。到其2岁左右，用其他味道的食物来代替甜味食物，并逐渐扩大食物的范围，使之逐渐习惯混合类膳食，以取代以奶类为主的、比较简单的食物结构。

两岁之后，要训练幼儿自己主动就餐，来代替喂食。每餐的主副食可以有2～3种，使其没有多少挑选余地，家长可以细细观察孩子对食物的反应，但不要强迫孩子吃，也不要哄骗和威胁孩子。正确的方法是孩子吃也好，不吃也好，母亲要装作不关心、不在意的样子。母亲一定要改掉那种尽量给孩子多喂一口的想法和做法。

两岁之后，应保持早、午、晚三餐，除1～2次加餐外，不要给婴儿零食，但开水可随时喂给，使胃有充分排空的时间，才能激发其食欲。如果一味溺爱婴儿，零食不断，尤其是经常给其吃高糖、高脂等高热量的食物与饮料，如巧克力、麦乳精、冰淇淋、可乐等，这样孩子不可能有正常的食欲，吃饭时也必然会挑挑拣拣，而且脾气很坏。

吃饭时应该有个快乐的环境，这比孤孤单单一个人吃饭更能引起食欲。因此，最好能做到一家人一起吃，既有利于增进感情，又有利于克服婴儿偏食的习惯。

两岁之后的幼儿，大脑逐渐发育，记忆力也逐渐增强，很容易接受来自各方面的影响，对食物也有明显的分辨和挑选能力。这时，幼儿心理上经常会出现逆反心理。父母生怕孩子偏食，辛辛苦苦为孩子做饭，他却一口也不吃。有的父母会不惜一切手段强迫或哄骗，以让孩子吃饭，这样不但得不到好的效果，反而会使孩子产生对立情绪，致使其肠胃处于强烈的收缩状态，即使勉强吃了也可能引起恶心、呕吐和厌食的反应。这样做的本意是纠正偏食，结果却加重了偏食。所以父母为幼儿安排的食谱，必须与他/她的嗜好无关，不要养成其挑食、偏食的习惯。如果孩子不吃，就停止喂食，不要另做，或找代替食品。必要时，1～2天内只给其喂些茶水和开水也是可以的。

如果孩子仍然没有食欲，则要考虑身体是否有病，是否缺锌。身体缺锌引起的味觉异常，早期可能出现食欲不振和偏食，并可能发展成异食癖。对于平时食物单调，糖果、零食不断，吃饭时特别挑剔的孩子，应及时带其到医院去检查。

幼儿时期是培养良好饮食习惯的最佳时机，不要错过这个良机。① 定时就餐，使胃肠活动有规律。② 清理饭桌，使大脑的兴奋领域从游玩转移到就餐。③ 饭前、便后用流水洗手，养成良好习惯。④ 家人和孩子在一起就餐，创造愉快的就餐气氛。⑤ 培养孩子什么都爱吃、不挑食的习惯。⑥ 细嚼慢咽，食物好消化。⑦ 每餐不过少其也不过量。⑧ 饭后漱口、擦嘴，（1岁～1岁半饭后喝一口水）清洁口腔。⑨ 不吃零食，不过多吃冷食，尤其睡前不吃甜食和糖果。不许口含糖块睡觉。⑩ 经常变换花样、口味，适应幼儿口味多变的特点，保护幼儿的食欲。⑪给幼儿讲点饮食和卫生常识。

多数幼儿在一段时间里都有爱吃与不爱吃的食物，要根据不同的情况区别对待。在同一类食物（粮、肉、蛋、豆、菜）中，有几种不爱吃对于这样的偏食，只要及时调整配餐与食物的加工方法，并适当改变进餐方法，一般不难纠正，也不会影响幼儿的健康。

同类食物的主要营养成分是类似的，可以互相替代和弥补。例如很多幼儿不喜欢吃萝卜、茄子、芹菜、茴香、肥肉、牛奶等，这些食物可用其他肉、蛋、豆制品，或改变进餐方法代替。如幼儿不喝牛奶，可将牛奶装入美观、高大的玻璃杯中，再掺入微量调料或麦乳精，让孩子用吸管饮用。

通过改变配餐与食物加工烹调的方法，可使幼儿本来不爱吃的食物，变成他/她不必勉强就能吃下去的食物。例如，假如幼儿不爱吃红烧肉炒西葫芦，但西葫芦肉馅饺子他们一般都爱吃；若不爱吃红烧牛肉胡萝卜，但酱牛肉和萝卜干他们一般都爱吃。由于婴幼儿口味多变的特点，连续吃或者一次吃多了某种食物，本来爱吃的也会变成不爱吃的。因此，配餐上要多注意调整花样和品种，以保护婴幼儿的食欲。

不爱吃的食物隔一段时间后，幼儿会变得爱吃，或能够接受。这种转化常与环境影响有关。例如，幼儿园老师与幼儿一起吃饭，言传身教；幼儿园小朋友集体生活的熏陶；听一个有关食物的有趣故事等，都会诱发幼儿的食欲。

对少数不爱吃的食物，想办法引起幼儿的食欲。例如，把主食做成小猫、小狗形状；将红色的胡萝卜、西红柿和白色的土豆泥，拼放在一个令人喜欢的容器中，美观的着色也会引起其食欲。盛取食物时，要少盛，吃完再添，使幼儿能很快下咽。

还有一种情况是某一类食物基本不吃，或只局限于吃几种食物，其他大部分食物都不吃。这种极端偏食的孩子为数很少，但这样的偏食会引起严重的营养不良，影响幼儿的健康与生长发育。观察这类幼儿可以发现其有一些共同的特点：① 多数幼儿性格内向、执拗、胆小、神经质，或有过心灵上的创伤。如自幼缺少关爱，或受到父母的叱责、强迫、威胁、欺骗，从而产生强烈的逆反心理。② 对食物有莫名其妙的恐惧感，少数人可能由于吃过某种食物后，发生了恶心、呕吐、过敏反应，多数则原因复杂。③ 极少数的幼儿由于自幼被过分溺爱和迁就，食物一直很单调，因而对其他食物的味感、口感不适应。

这类偏食的幼儿，体内缺少多种营养素，应在医生指导下服用一些钙、铁及维生素制剂，或服用要素膳，以改善严重营养不良的状态；另一方面，需要从心理治疗着手，包括增进父母与子女之间的感情与信任。通过父母的言行表率作用，鼓励与诱导幼儿，消除其对食物的恐惧、厌恶心理，之后逐渐扩大食物品种。同时还要注意从加工烹调上调整主副食品种的口味，刺激孩子的食欲；待其有一定进步时，在幼儿喜欢吃的食物里，掺入少量不爱吃的食物，使其逐渐习惯。注意不要摄入让其产生过敏和有伤害性的食物。此外，定时、定量吃饭，减少甜食和零食，有规律的作息等，都有利于促进孩子食欲的正常化。

附录 2　儿童饮食要掌握 10 个平衡

　　父母每天都会为自己的孩子选购、配制食物，准备一日三餐，希望孩子能够健康茁壮成长。可是，有些家长并不知道什么是真正有营养的食物，甚至片面地认为越贵的食物营养价值就越高，孩子胖就是身体好；家长往往按照自己的习惯或爱好随心所欲地选择食物，结果不是把孩子喂成其个小胖墩就是"小瘦猴"。

　　研究者曾经对北京市某小学的一个班做过一次饮食习惯的调查。结果发现，这个班的 37 名同学中，有 17 人挑食，另外 20 人边吃边玩。认为粗粮是喂牲口的，巧克力、瘦肉是最有营养的人占大多数。笔者告诉孩子，不是吃得越贵越好，而是吃得越杂、越匀越好，并劝同学们多吃带颜色的蔬菜和粗粮，改掉挑食、吃零食等坏习惯。

　　儿童正处于生长发育的关键时期，吃饭不单纯是为了填饱肚子，还要讲营养，达到营养供给的全面、合理与平衡。人是由各种营养组成的，通过食物与运动，与周围的环境进行交换，保持平衡，才能健康。我们现在提倡平衡膳食，既要吃得平衡，也要动得平衡。掌握了一些平衡原则，儿童才能健康成长。

主食与副食的平衡

　　有的爸爸妈妈认为西方人长得人高马大，就是因为让孩子多吃大鱼大肉，所以也为自己的孩子加倍配制肉类，对于学校的营养午餐，老嫌肉少，不够吃。殊不知，如果只吃肉，不吃主食，由于热量不够，儿童反而会长成"小瘦猴"。有的家长则一味强调要孩子减肥，不让吃肉和油，只给吃主食，这样多余的淀粉在体内分解成葡萄糖，转化为脂肪储存起来，结果孩子越吃越胖。科学的膳食其实主食与副食二者缺一不可，每餐都要搭着吃。儿童的饮食要做到"一口饭、一口菜、一口肉、一口蛋"，才能实现营养均衡。

精与杂的平衡

吃惯了精米白面的儿童，正餐中搭配些粗粮都会挑出来不吃。虽然有的粗粮的口感不是很好，但所含的钾、铁、锌等要比精米、白面多得多。例如：每 100 克小米中的含铁量要比大米多 4 倍，含钙量多 3 倍；黄豆的含钙量也比大米多 4.5 倍。

现在生活水平提高了，有些家庭做菜也特别讲究，菜叶和外皮都丢掉。殊不知，莴笋叶子中胡萝卜素和钙的含量比茎中高 5.4 倍；芹菜叶比茎的胡萝卜素含量高 9 倍，维生素 C 的含量高 3 倍，锌含量高 5 倍。所以，我们应该尽量让儿童吃得杂一些，花样多些，品种齐些，让其养成什么都吃的好习惯。

干与稀的平衡

平衡的膳食应该有干、有稀。餐餐干食，懒得做汤，会影响幼儿胃肠的吸收，让其不好消化。一般地说，全流质的汤在胃中不到 1 小时就能排空；半流质食物要 2 小时排空；固体及油炸食物，需 3 ~ 4 小时才能排空。如果光吃干的，不吃稀的食物，食物就会停留在胃中，影响消化。孩子胃、肠道的消化能力比较弱，所以儿童的膳食尤其应该注意干稀结合；特别是晚饭要多吃些稀的，这样才不会影响第二天的早餐。

寒与热的平衡

人的饮食与气候环境有密切关系。人体有阴、阳、虚、实之分，大自然有春、夏、秋、冬四季，食物有寒、热、温、凉四性之别。作为一家之长，尤其对小孩子，更要备加爱护。比如突然变天的时候，回家要让其喝些红糖小红豆粥；天气酷热时，让其多吃西瓜，喝些冰凉的绿豆汤，这些都是寒者热补，热者寒补的平衡膳食。

零食与正餐的平衡

有些家长认为主食没有营养，所以不给孩子吃正餐，而是饮食无常，零食不断。山楂片、牛肉干、羊肉串不离嘴，吃饭时用可乐泡饭，三顿正餐不正经吃，有了上顿没下顿。结果孩子的体型长得两极分化，能吃的变"胖墩"，消化不了的变"瘦猴"，把正餐和零食的规律都打乱了。

吃零食，并不是说完全不好，主要看怎样吃，吃什么，是否会影响一日三餐的正餐。有许多孩子爱吃酸的、香的、炸的食品，如山楂片、核桃仁、琥珀花生、牛肉干、炸香肠等，不知不觉把热量都集中到胃里了，之后再让他们吃午餐、晚餐，他们连菜都吃不下，更别说吃主食了。所以零食和正餐不能有矛盾，不能影响一日三餐。

动与静的平衡

动与静要协调。一般胖孩子爱静不爱动，瘦孩子则爱动不爱静。我们要正确引导，孩子刚吃得饱饱的，就想睡觉，不利于消化，要带着孩子稍微活动一下，这样有利于食物往下运行。经常不动的儿童，多数是不合群的儿童，容易患上消化不良。动与静是一对矛盾的统一体，要积极引导，让孩子学会自己调剂。

上课与下课的平衡

上课需要集中精力，只有吃饱吃好早餐，才能全神贯注地听课；下课则须走出教室，舒缓筋骨，消除疲劳，才能保证下堂新课听得进去。有些儿童不吃早餐，上课时容易做小动作，分散注意力，下课铃响后就出去买零食充饥；既影响了学习，又影响了正常的午餐，这样很不健康。

摄入与排出的平衡

摄入与排出是指每日吃进去的热量要与活动的消耗保持平衡，才能让体型不胖不瘦。有的儿童会使劲地吃爱吃的食物，使得多余的食物变成脂肪贮存起来，存到皮下后变成"胖墩"；存到心脏，易造成心脏病；沉淀在血管，变成动脉粥样硬化；沉积到肝脏则形成脂肪肝。所以，从小就要培养孩子少吃、多动的习惯，这样才能控制摄入与排出的平衡。

运动与休息的平衡

运动与休息的平衡实际上就是动与静的平衡，像跳绳、打球、游泳、骑车等都是四肢和整个身体的有氧活动，会消耗全身的热量，适合儿童选择。但运动一定要有度，孩子一般都没有生活常识，很容易玩起来没个限度，这样也会影响其健康，家长要适时提醒。

松弛与紧张的平衡

儿童以学为本，在每个学期中有大考、中考和小考。儿童在学习过程中总是处于一种紧张的状态，家长要根据这个特点，安排好儿童的生活和饮食。要让其多吃饭菜，增加营养和储存能量。接近考试时，儿童要大量使用脑力，此时其学习时间不宜太长，否则会起到适得其反的效果。有些儿童学习到深夜不睡，第二天参加考试就容易疲劳、紧张。所以一定要保持紧张和松弛的平衡。

日常生活中的饮食、运动对孩子的身高起着重要作用。首先，饮食中要加大钙的摄入量，每天要保证摄入 500 毫升牛奶。另外还要多喝点儿骨头汤，骨头汤里的骨胶原能促进钙、磷等无机质在骨上的沉积，有利于儿童的生长发育。需要注意的是，在做骨头汤的时候一定要把骨头拍碎，凉水下锅，并在里面加点儿醋，这样才能保证骨头的营养成分全部析出。

铁、锌等微量元素可以在许多生命活动的环节中调节孩子生长发育的速度，动物内脏、鱼类、坚果类食品等所含的微量元素很丰富，建议让孩子多吃。

家长还要多带孩子去户外活动，多接触大自然，鼓励孩子多晒太阳、多运动。偏于内向的孩子一般都不怎么爱运动，这是孩子生长缓慢的一个很重要的因素。

最后，再向家长传授一个健儿秘方——"百日白"。如果想让孩子长得白白胖胖，可于每晚临睡前，给孩子喝一小碗米汤，百日后可见效。另外，希望孩子"蹿个儿"的家长，应多给孩子吃富含赖氨酸的豆制品。